DK 616.314.16-089.27

FORSCHUNGSBERICHTE
DES WIRTSCHAFTS- UND VERKEHRSMINISTERIUMS
NORDRHEIN-WESTFALEN

Herausgegeben von Staatssekretär Prof. Dr. h. c. Dr. E. h. Leo Brandt

Nr. 468

Prof. Dr. med. Dr. med. dent. Gustav Korkhaus
Dr. med. dent. Rudolf Alfter

Die Vakuumwurzelbehandlung

Neuartige Methode zur Behandlung devitaler Zähne unter Vakuum

Als Manuskript gedruckt

WESTDEUTSCHER VERLAG / KÖLN UND OPLADEN

1958

ISBN 978-3-663-03479-7   ISBN 978-3-663-04668-4 (eBook)
DOI 10.1007/978-3-663-04668-4

Forschungsberichte des Wirtschafts- und Verkehrsministeriums Nordrhein-Westfalen

Gliederung

1. Vorwort: Probleme der Wurzelbehandlung und ihre
   Bedeutung in der heutigen Zahnheilkunde .... S. 5

2. Ziel und Zweck der Wurzelbehandlung unter Vakuum .... S. 9

3. Experimentelle Untersuchung über die Füllmöglichkeit
   von Kapillaren und extrahierten Zähnen .... S. 9

4. Untersuchungen über die Verwendung von Vakuum
   bei der Behandlung devitaler Zähne .... S. 10

5. Untersuchungen über physikalische, chemische und
   biologische Eigenschaften geeigneter Füllmaterialien .. S. 29

6. Ergebnis der Untersuchungen und kritische Stellungnahme zur Anwendung der Vakuumwurzelbehandlung ..... S. 44

7. Literaturverzeichnis .... S. 47

Forschungsberichte des Wirtschafts- und Verkehrsministeriums Nordrhein-Westfalen

1. Probleme der Wurzelbehandlung und ihre Bedeutung in der heutigen Zahnheilkunde

Die Wurzelbehandlung, ihre Methoden und Erfolge sind seit jeher heftiger Kritik ausgesetzt gewesen, und täglich sind in der Fachliteratur die Befürworter dieser Behandlung mit den Gegnern jeglicher Wurzelbehandlung in heftigem Widerstreit. Sieht man von den Extremisten beider Richtungen ab, so findet man, daß der überwiegende Teil der Zahnärzte, wenigstens hier in Europa, eine von Fall zu Fall abwägende Stellungnahme zur Wurzelbehandlung befürwortet, und nur dann diese Behandlung ablehnen, wenn die Behandlungsmöglichkeiten und Erfolgsaussichten zu gering erscheinen. Die Untersuchungen auf dem Gebiet der Fokalinfektion haben zwar in den vergangenen Jahren die Extraktionstherapie stark gefördert, jedoch finden sich in letzter Zeit immer häufiger Stimmen, die wieder auf die Bedeutung der Wurzelbehandlung hinweisen und den Exodontismus, wie er z.T. noch heute in den USA blüht, scharf verurteilen. Hatte sich doch bei groß angelegten Untersuchungen gezeigt, daß in nur etwa 15 - 20 % ein Kausalnexus zwischen Herd- und Allgemeinerkrankung gefunden wurde. Man sieht, wie die Erörterung dieser Probleme für die Volksgesundheit von besonderem Interesse sind, um einmal die Patienten vor vorzeitiger Gebißverstümmelung zu schützen, dann aber auch um Herderkrankungen zu verhindern.

Die allgemeine Unsicherheit auf dem Gebiet der Wurzelbehandlung wird immer wieder auf zahnärztlichen Tagungen offenbar, und die Bemühungen, bestimmte Richtlinien bei der Behandlung festzulegen, stoßen auf erhebliche Schwierigkeiten, die einmal bedingt sind durch die sich teilweise widersprechenden Angaben über Erfolg und Mißerfolge, in erster Linie aber ihren Grund in der Materie selbst haben.

Die Behandlung vitaler Zähne macht im allgemeinen dem Zahnarzt in prognostischer Hinsicht keine Schwierigkeiten. Kommt es jedoch zum Absterben des Zahnmarks (Pulpa) mit anschließendem gangränösen Zerfall, so steigt das Risiko der Behandlung erheblich an, und in einem Teil der Fälle ist dann die Extraktion der Zähne die beste Therapie. Die eingedrungenen Bakterien finden in dem nekrotischen Zahnmark besten Nährboden und infizieren von hier aus das um die Wurzelspitze gelegene Gewebe (periapikales Gewebe). Die oft mit akuten Symptomen ablaufende Entzündung geht bald in den chronischen Zustand über, und es entsteht an der Wurzelspitze die chronisch granulierende Periodontitis - das Granulom, der Herd -. Diese chronische Entzündung wird vom Patienten meist nicht bemerkt und kann von akuten Nachschüben unterbrochen, Jahre existieren, da der Prozeß immer wieder vom infizierten Wurzelkanal unterhalten wird, der mit seiner ungeheuren Anzahl von Kanälchen, Nischen und Ramifikationen (tote Räume) eine ausgezeichnete Brutstätte für die Bakterien darstellt.

Hieraus ist die Schwierigkeit der Behandlung sofort ersichtlich, geht es doch darum, die Infektionsquellen zu beseitigen, d.h. das infektiöse Material zu entfernen, die toten Räume zu desinfizieren und anschließend durch eine wandständige Füllung gegenüber dem periapikalen Gewebe abzuschließen.

Der erfolgreichen Behandlung sind jedoch durch die anatomische Struktur der Wurzelkanäle Grenzen gesetzt. Bei einwurzeligen Zähnen liegen die Verhältnisse einfacher, und es gelingt meist nach genügender Ausschachtung des Kanales, zu einer guten Desinfektion und Wurzelabfüllung zu kommen. Bei mehrwurzeligen Zähnen nehmen die Schwierigkeiten jedoch ungeheuer zu. Wir finden oft Zähne mit einer Anzahl von Kanalverzweigungen, Abkrümmungen und Hindernissen, so daß eine Behandlung von vorneherein aussichtslos erscheint.

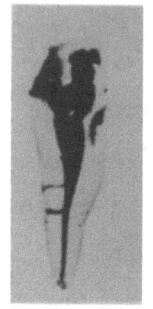 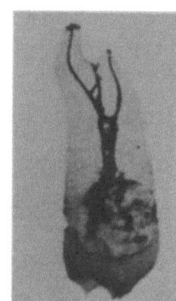 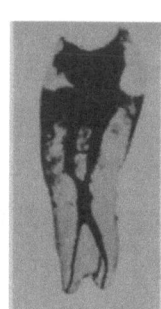 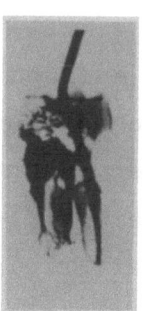 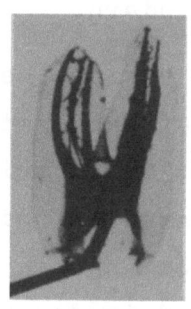 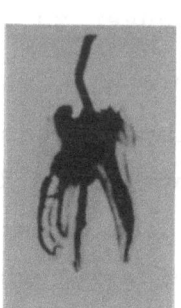

Anatomie der Wurzelkanäle (aus J. GERKE: Behandlung des gangränösen Wurzelkanals, DZZ 1955, H. 23)

Die Mitteilungen über den prozentualen Anteil solch schwieriger Zähne sind in der Literatur widersprechend, und man sollte durchaus nicht solche Kanalstrukturen als Regel bei allen mehrwurzeligen Zähnen annehmen.

Einige Autoren weisen auf die Möglichkeit der fokalen Infektion des Wurzelzementes hin und lehnen schon aus diesem Grunde eine Wurzelbehandlung von vorneherein ab. Sicher ist, daß bei genügend langer Infektion des Wurzelkanals das kanalnahe Dentin mit infiziert ist. HARNDT untersuchte die Eindringungstiefe der Bakterien in das Dentin und fand, daß etwa 1/8 der Dentinwand (ca. 50 - 100 μ) von Bakterien durchsetzt war. Zudem hängt nach seiner Ansicht die Eindringungstiefe von der Infektionsdauer im Wurzelkanal, vom Lumen der Dentinkanälchen und damit vom Alter des Patienten ab, da mit zunehmendem Alter die Weite der Kanälchen abnimmt.

Eine erfolgreiche Desinfektion des Kanalsystems ist außerdem noch abhängig von dessen Inhalt. Außer den Keimen finden wir die nekrotischen fettig degenerierten TOMESschen Fasern, die für die Keimbeeinflussung erhebliche Hindernisse darstellen. HARNDT konnte nachweisen, daß die Erfolgsaussichten der Wurzelbehandlung im allgemeinen günstiger sind bei breiig gangränös zerfallenen Pulpen, da sich hierbei das infektiöse Material leichter entfernen läßt als die mumifizierten Pulpareste bei der Exstirpationsmethode.

Letztere wird von GERKE als weniger günstig bezeichnet als die Amputationsmethode, bei der der mumifizierte Kanalinhalt im Zahn belassen wird. GERKE lehnt die Behandlung gangränöser mehrwurzeliger Zähne aus obengenannten Schwierigkeiten ab und fordert im Hinblick auf die Herdsanierung die Entfernung solcher Zähne. Er stimmt lediglich der Wurzelbehandlung gangränöser einwurzeliger Zähne zu.

Am Ende der Wurzelbehandlung steht die Abfüllung der Kanäle. Sie stellt ebenso wie die Vorbehandlung ein Problem in der Zahnheilkunde dar und ist in großem Maße am Erfolg und Mißerfolg der Wurzelbehandlung beteiligt. Sie hat den Sinn, das Kanalsystem des Zahnes vollständig und wandständig durch ein reizloses Material mit dauernd desinfizierender Wirkung abzuschließen, um eine Reinfektion des periapikalen Gewebes von Seiten der "toten Räume" zu verhindern. Die Schwierigkeit dieses Unterfangens ist jedem Praktiker geläufig, und eine absolut gelungene Wurzelfüllung im Sinne einer völligen Ausfüllung der Kanäle ohne Überstopfung des Füllmaterials ins periapikale Gewebe ist im mehrwurzeligen Zahnbereich nicht allzu häufig. Die Angaben über das Optimum der Kanalfüllung sind unterschiedlich. Während im allgemeinen bei einem gewebefreundlichen Füllmittel das Überstopfen als günstiger betrachtet wird als die unvollkommene Wurzelfüllung, zeigt der Großversuch der BDZ - es wurden 10 000 Wurzelbehandlungen untersucht -, daß eine 9/10 Abfüllung des Kanals die höchsten Erfolgsquoten aufwies.

Es ergab sich folgende Auswertung:

Grad der Abfüllung	Erfolg
0,8 - 0,9	65,4 %
1,0	64 %
1,1 - 1,2	63,4 %
Starke Überfüllungen	60 %
starke Unterfüllungen	48,7 %

Der Versuch zeigte, daß bei gewissenhaftem Vorgehen und optimaler Abfüllung die Wurzelbehandlung auch mehrwurzeliger Zähne medizinisch vertretbar ist.

Trotzdem herrscht auf dem Gebiet der Wurzelbehandlung eine allgemeine Unsicherheit, die noch dadurch erhöht wird, daß in der Literatur eine Vielzahl von Behandlungsmethoden und Therapievorschlägen angegeben werden. Biologische und unbiologische, flüssige und gasförmige Wurzelbehandlungsmittel wechseln sich in ihrer Beliebtheit ab, und immer wieder erscheinen auf dem Markt neue Medikamente, die einen "sicheren Erfolg" versprechen und doch schließlich nur den Vorrat an "überholten und veralteten" Wurzelbehandlungsmitteln in der Praxis erhöhen.

Wenn auch die Wahl des Füllmaterials nicht die Vielzahl von Möglichkeiten offen läßt, wie bei den übrigen Medikamenten für die Wurzelbehandlung, so trifft man jedoch auch hier auf die verschiedensten Meinungen. Silberamalgam und Silberstifte werden ebenso befürwortet wie Chloropercha, Kalkpräparate und gewebsfreundliche Zemente.

Bei Betrachtung des ganzen Problems fällt jedoch auf, daß alle Wurzelbehandlungsmethoden, die Amputationsmethode ausgeschlossen, eins gemeinsam haben, nämlich die Forderung nach weitgehender mechanischer Aufbereitung des Wurzelkanals, um ein Optimum der Eindringungstiefe für Medikament und Füllmaterial zu erreichen. Gerade hierin liegt aber die Mühsal der ganzen Behandlung, die leider manchen Zahnarzt von der Wurzelbehandlung fernhält oder ihre Durchführung unzureichend werden läßt.

Es lag deshalb nahe, hier nach einer Möglichkeit zu suchen, um im Hinblick auf Erfolg und Zeitaufwand zu günstigeren Ergebnissen zu kommen. Deshalb sollte die Verwendung von Unterdruck bei der Behandlung des

Kanalsystems toter Zähne untersucht werden. Im Nachfolgenden sollen
Ziel und Zweck der Wurzelbehandlung unter Vakuum aufgeführt werden.

2. Ziel und Zweck der Wurzelbehandlung unter Vakuum

Wie oben erwähnt, liegt in dem zeitweiligen Unvermögen, den Wurzelkanal und sein mikrokapilläres System mittels Medikamente und Füllmaterial zu erreichen, das Kernproblem der Wurzelbehandlung. Unsere üblichen Kanalinstrumente sind in vielen Fällen viel zu grob, um in feinste Kanälchen vorzudringen, zumal wenn Krümmungen oder Kanaleinlagerungen (Dentikel, Pulpareste) sich hindernd in den Weg stellen. Dem Vordringen eines flüssigen oder gasförmigen Medikamentes ist jedoch im Vakuum kein Hindernis gesetzt. Es werden alle Räume damit ausgefüllt werden, sofern sie nur genügend evakuiert sind. Die Diffusion, die bei der gasförmigen und flüssigen Desinfektion eine entscheidende Rolle spielt, wird unter der Vakuumbehandlung heftigst angeregt, da die hemmenden Luftpolster wegfallen. Es war also zu erwarten, daß die Wurzelbehandlung unter Vakuum im Hinblick auf Desinfektion und Abfüllung erhebliche Vorteile bringen würde.

Zunächst sollte das Problem der Abdichtung des Zahnes untersucht und brauchbare Apparaturen zur Evakuierung des Kanalsystems entwickelt werden. Die Möglichkeit der Austrocknung und Begasung devitaler Zähne unter Vakuum war zu untersuchen, um sie später methodisch in die neue Wurzelbehandlung einbauen zu können. Es war das Ziel der Untersuchungen, dem Zahnarzt eine neue Möglichkeit zu schaffen, die ihm erlaubt, devitale Zähne mit einem geringeren Zeitaufwand und Risiko als bisher zu behandeln, ohne dabei auf teure Apparaturen angewiesen zu sein.

3. Experimentelle Untersuchungen über die Füllmöglichkeit von Kapillaren und extrahierten Zähnen unter Vakuum

Bevor mit den Unterdruckversuchen an Zähnen begonnen wurde, war es erforderlich, orientierende Vorversuche an Glaskapillaren und Glaszähnen durchzuführen, um den Füllvorgang und den Grad der Abfüllung studieren zu können. Zunächst wurde eine einfache Wasserstrahlpumpe zur Evakuierung verwandt, die jedoch bald durch die medizinische Pfeiffer-Pumpe ersetzt wurde, als sich herausstellte, daß die Leistung der Wasserstrahlpumpe zu labil war (Wasserdruck) und der erzielte Unterdruck (etwa 15 - 25 Torr) für optimale Abfüllungen nicht ausreiche. Die Pfeiffer-Pumpe mit einer Leistung von etwa 4 - 8 Torr erwies sich dagegen als geeignet und es konnten feinste Kapillaren in einer Länge von über 100 cm einwandfrei mit Flüssigkeit (gefärbtes Wasser) gefüllt werden. Erst recht gelang es, mehrwurzelige Glaszähne von etwa 2 - 3 cm Länge zu füllen. Bei feuchten Kapillaren fielen jedoch die Füllergebnisse schlecht aus. In fast allen Fällen wurden inkomplette Abfüllungen beobachtet. Dies liegt an der Verdampfung der Flüssigkeit im Innern der Kapillaren. Unter Vakuum stellt sich über der Feuchtigkeit ein der Temperatur entsprechender Dampfdruck ein, der einer völligen Evakuierung des Füllraumes im Wege steht. Bei einer Körpertemperatur von $36°$ beträgt der Dampfdruck 44,5 Torr, d.h., es verbleibt ein Restvolumen, welches bei etwa 1/20 des Ursprungsvolumens und dem Volumen liegt, das dem vollkommen kondensierten Wasserdampf entspricht. Die Größe des Restvolumens hängt zudem noch von der Kondensationsgeschwindigkeit des Wasserdampfes ab. Eine völlige Evakuierung und damit eine komplette Abfüllung ist demnach nur bei völlig trockenen Füllräumen oder erst nach Verdampfung der Restfeuchtigkeit möglich (Vakuumtrocknung).

Anders liegen die Verhältnisse, wenn der Füllraum unterkühlt wird. Durch Reduzierung der Verdampfung wird der Dampfdruck und somit das Restvolumen vermindert. Es konnten nach Unterkühlung der Kapillaren komplette Abfüllungen erreicht werden.

Aus diesen Vorversuchen ergab sich die Notwendigkeit, bei den Patientenversuchen einen möglichst hohen Trocknungsgrad der Zähne zu erreichen und den Füllweg so kurz wie möglich zu halten, da sich das Restvolumen auf den ganzen Füllraum (Füllweg + Wurzelkanal) bezieht.

4. Untersuchungen über die Verwendung von Vakuum bei der Behandlung devitaler Zähne

Die Untersuchungen bezogen sich auf nachfolgende Punkte:

a) Abdichtung des Zahnes,

b) Aufbereitung, Reinigung und Desinfektion der Wurzelkanäle,

c) Begasung der Wurzelkanäle,

d) Abfüllung der Wurzelkanäle,

e) Klinisch-röntgenologische Nachuntersuchung der behandelten
   Fälle.

Daneben erfolgten Untersuchungen über:
Technische Probleme der Füllapparatur.

Zu a) Die vollkommene Abdichtung des Zahnes ist für die Vakuumbehandlung eine unbedingte Notwendigkeit. Sie stellt, gegeben durch die anatomisch-morphologische Struktur des Zahnes, eine große Schwierigkeit dar. Nicht nur die außerordentlich variierende Form der Zähne und die Lage ihrer Kanäle, sondern auch die Stellung im Kiefer erschwerte die Lösung diese Problems. Zunächst war daran gedacht, die ganze Krone des Zahnes mittels verschieden großer Gummihütchen abzudichten. Diese hatten einen Zu- und Abfluß, durch den die Evakuierung und Begasung bzw. Abfüllung erfolgen sollte.

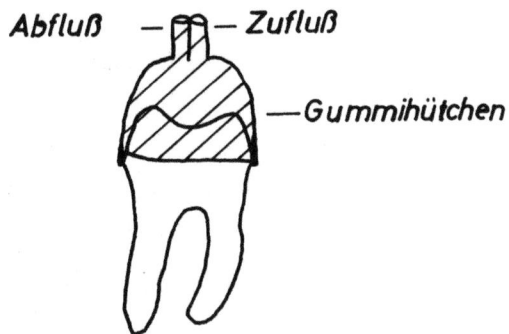

Es stellte sich jedoch bald heraus, daß diese Form der Abdichtung unzureichend war, da sich die Gummikappen durch den Unterdruck deformierten und außerdem ihre Anbringung durch die Kontaktpunkte der Zähne zu schwierig und oft unmöglich war.

Daraufhin wurde die Einzelabdichtung der Wurzelkanäle versucht, eine Methode, die bei 1-wurzeligen Zähnen Erfolg versprach, bei mehrwurzeligen Zähnen jedoch nicht durchführbar war wegen der Lage der Kanäle. Die in die einzelnen Kanäle einzuzementierenden Metallröhrchen waren zu großlumig, um z.B. bei den buccalen Kanälen der oberen oder den mesialen Kanälen der unteren Molaren Anwendung zu finden. Eine Verkleinerung der Röhrchengröße war aus fülltechnischen Gründen nicht möglich.

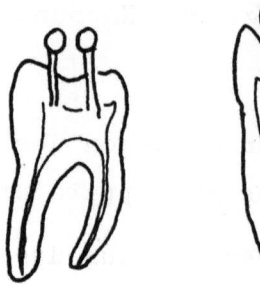

Einzelabdichtung

Auch die Versuche mit individuell hergestellten Gußkappen (Gußfüllungen mit eingelöteten Röhrchen) ergaben kein befriedigendes Resultat, da ihre Herstellung zu zeitraubend und kostspielig war.

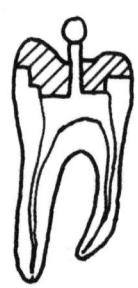

Gußkappe mit eingelötetem Röhrchen

Schließlich wurde die Verwendung von standartisierten Dichtungskegeln untersucht und über verschiedene Formen ein Modell entwickelt, welches den Anforderungen entsprach. Die Form dieser Kegel ist aus nachstehender Zeichnung ersichtlich.

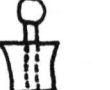 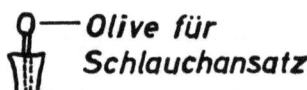

Dichtungskegel (standartisiert)

Diese Dichtungskegel werden in zwei Ausführungen je nach Zahngröße hergestellt und können beliebig oft benutzt werden. Ihre Eindichtung am Zahn erfolgt mittels Guttapercha. Die Abdichtung des Zahnes wird nach folgendem Schema durchgeführt:

1) Verschluß der Kanäle mittels Watte

2) Abdeckung des Wattepolsters durch Guttapercha

3) Aufbau defekter Zahnwände und Verschluß der Kavität mittels Kunststoff unter Verwendung der Müllermatrize

4) Zentrale Durchbohrung der Kunststoffüllung und Entfernung von Guttapercha und Watte (freier Zugang zu den Kanälen)

5) Eindichtung des Dichtungskegels in die zentrale Bohrung mittels Guttapercha

6) Anschluß der Saugleitung an die Olive des Kegels

Einzelne Phasen der Abdichtung des Zahnes

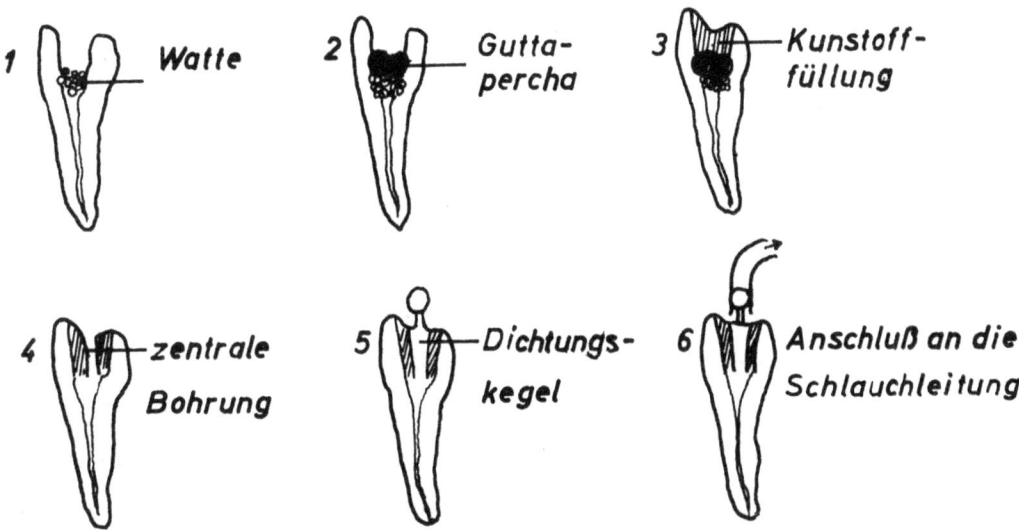

Die Art dieser Abdichtung scheint im Anfang zu kompliziert und zeitraubend. Nach einiger Übung ist jedoch diese Maßnahme in etwa 15 Minuten durchzuführen.

Leider kommt es jedoch vor, daß selbst bei dieser Methode Mißerfolge vorkommen, wenn Schmelzrisse oder unübersichtliche Approximalfüllungen das Einströmen von Luft zulassen. Hier kann man sich jedoch dadurch helfen, daß man den ganzen Zahn mit Vaseline umgibt. Grundsätzlich sollen auch alle alten Füllungen des zu behandelnden Zahnes erneuert werden.

Zu b) Aufbereitung, Reinigung und Desinfektion der Wurzelkanäle

Zunächst war daran gedacht, die mühevolle Aufbereitung der Kanäle auf ein Mindestmaß zu beschränken. Es wurden extrahierte Zähne grob exstirpiert und bis zum cervikalen Anteil in Paraffin eingebettet, um einen luftdichten Abschluß des Wurzelkanals zu erreichen. Um die Eindringungstiefe von Flüssigkeiten in die nicht aufbereiteten Wurzelkanäle unter Vakuum zu prüfen, wurden Versuche mit Farblösungen (Methylenblau, Fuchsinrot) durchgeführt. Die so behandelten Zähne wurden sofort nach der Abfüllung geschnitten, um die Diffusion des Farbstoffes möglichst zu vermeiden. Das Ergebnis war ermutigend. Es war in den meisten Fällen ein Vordringen der Lösung bis zum Apex feststellbar unter Einschluß der vorhandenen Pulpareste. Um jedoch beim Patienten zu möglichst guten Erfolgen im Hinblick auf Desinfektion und Abfüllung zu kommen, war an eine Aufbereitung der Wurzelkanäle unter Zuhilfenahme der Saugspülmethode nach RIEDENER gedacht:

Die Wurzelkanäle werden in der üblichen Form mittels Kerrnadeln, Rattenschwanzfeilen und Hedströmraspeln aufbereitet und erweitert, während zwischenzeitlich der anfallende Kanalinhalt (Detritus, Dentinsplitter usw.) nach dem Saugspülverfahren entfernt wird. Mittels einer dünnen Kanüle werden hochwirksame Desinfektionsmittel (Merfen, Fokalmin) heiß in den Kanal eingespritzt und durch eine zweite Kanüle wieder abgesaugt. Der Wurzelkanal unterliegt so einer intensiven Spülung, und es ist auf diese Weise möglich, die Aufbereitung in einer Sitzung durchzuführen, ohne daß durch den festen Verschluß mit nachfolgenden Beschwerden gerechnet werden muß. Die heiße Kanalspülung (etwa 60 - 80°) bewirkt eine gesteigerte Desinfektionskraft des verwandten Medikamentes und vermag gleichzeitig die Fette der nekrotischen Gewebsanteile zu lösen und zu entfernen. Zum Nachweis der Eindringungstiefe der Spülflüssigkeit in den Wurzelkanal und das anliegende Kanalsystem des Dentins wurden experimentelle Untersuchungen an extrahierten Zähnen und am Patienten durchgeführt.

Es wurde eine prontosilgefärbte Merfenlösung nach 3 verschiedenen Verfahren in den Wurzelkanal eingebracht:

1) Merfengetränkte Wattedochteinlage,
2) Saugspülung mit Merfenlösung,
3) Einfüllung von Merfenlösung unter Vakuum.

Die Eindringtiefe des Mittels war an Zahnschliffen leicht feststellbar und ergab bei den verschiedenen Applikationsarten folgende Ergebnisse:

zu 1) Die Dochteinlage wurde nach einer Liegedauer von 3 Tagen entfernt. Es war ein mäßig tiefes Eindringen des Medikamentes in das kanalnahe Dentin feststellbar. Der Apex war nicht in allen Fällen angefärbt.

zu 2) Die Saugspülung wurde mit je 60 ccm heißer prontosilgefärbter Merfenlösung durchgeführt. Es zeigte sich, daß die Saugspülung der einfachen Dochteinlage weit überlegen war. In den meisten Fällen war das gesamte Dentin durchdrungen und die apikale Region in fast allen Fällen angefärbt.

zu 3) Die besten Ergebnisse wurden mit Hilfe der Vacuumapplikation erzielt. Durch den Unterdruck wurden die hemmenden Luftpolster entfernt, so daß die Lösung bedeutend leichter in das mikrokapilläre System des Zahnes eindringen konnte. Bei vielen Fällen war eine Anfärbung des Zementes innerhalb einer halben Stunde sichtbar.

Die Versuche bewiesen an sich nur die Eindringungstiefe des Farbstoffes und nicht die der Desinfektionslösung. Eine exakte Überprüfung der Eindringungstiefe von Desinfektionslösungen in das kapilläre System des Zahnes ist mittels radioaktiven Lösungen durchführbar. An der Universitäts-Klinik für Mund-, Zahn- und Kieferkrankheiten, München, sind derartige Untersuchungen mit radioaktivem Merfen angestellt worden. Sie bestätigten nicht nur die Ergebnisse unserer Untersuchungen, sondern bewiesen, daß die Lösung selbst noch weiter vordringt als der Farbstoff.

Die Desinfektion der Wurzelkanäle mittels Fokalminlösung zeigt gleich gute Ergebnisse wie die des Merfens. Bei Merfen ist jedoch eine höhere therapeutische Konzentration (etwa 1 : 10 000) als die bisher empfohlene (1 : 20 000) angebracht.

Die heiße Kanalspülung mit Merfen oder Fokalminlösung wurde in 2 oder 3 Sitzungen je nach Schwere des Falles durchgeführt. Als Zwischeneinlage wurde Fokalminbrei bzw. ein mit Fokalminbrei durchsetzter Wattefaden eingelegt.

Über die ausgezeichnete bakterizide Wirksamkeit dieses Medikamentes haben schon ROTTER, GUTHOF und RISCHOW berichtet. Wir konnten ihre Angaben vollauf bestätigen.

Die Untersuchungen zeigten, daß die Saug- und Unterdrucksmethode eine starke Intensivierung der Eindringungstiefe von Flüssigkeiten in den

Zahn bewirken, und es bestanden berechtigte Hoffnungen, daß bei der Applikation von Gasen ebenfalls bessere Ergebnisse als bisher erzielt werden konnten.

Zu c) Begasung der Wurzelkanäle

Für die Begasung eines Raumes ist es eine Notwendigkeit, daß er zur Außenwelt hin abgeschlossen ist; d.h. in unserem Fall, daß der Wurzelkanal gegenüber der Mundhöhle abgedichtet ist. Erst so ist es möglich, eine genügende Gaskonzentration im Kanalinneren zu schaffen, die auch auf den apikalen Teil der Wurzel wirksam ist. Schon vor Jahren hat TRAUNER experimentell festgestellt, daß die im Wurzelkanal befindlichen Luftpolster als Diffusionspuffer wirken und das Eindringen von Gasen empfindlich hemmen. Es wurde deshalb die von WEIGELE angegebene Chlorgasmehhode so abgewandelt, daß mittels Unterdruck die Luftpolster entfernt wurden. Nach der WEIGELEschen Methode wird das Chlorgas mit Überdruck in den Wurzelkanal eingepreßt, unnd es besteht bei ungeschicktem Vorgehen immerhin die Möglichkeit, daß ein starker Reiz auf das periapikale Gewebe ausgeübt wird, der dem Patienten erhebliche Beschwerden verursachen kann. Es sind Fälle vorgekommen, wo es durch Verklemmung der Injektionsnadel im Kanal zu einem Gasemphysem gekommen ist, da der Rückfluß des Gases unmöglich war. Diese Möglichkeit entfällt bei der Vacuumbegasung.

Die Abdichtung des Zahnes erfolgt in der angegebenen Art. Durch die Evakuierung des Kanals werden alle störenden Luftpolster entfernt und für die Gasdiffusion die günstigsten Voraussetzungen geschaffen. Danach wird durch ständige Wechselwirkung Vacuum - Gas - Vacuum eine intensive Gasspülung des Kanals erreicht, ohne daß es dabei zu einer Irretation des periapikalen Gewebes kommen kann.

Wir haben die Menge von 10 ccm Chlorgas für die Desinfektion des Wurzelkanals als ausreichend empfunden.

An 135 mischinfizierten extrahierten Zähnen wurde die irkung dieser Chlorbegasung erprobt. Die Zähne wurden mit gangränösem Material und Jauche beimpft und mit jeweils 5 ccm Chlorgas unter Vacuum begast. Bei dem nachfolgenden Steriltest (Abstrich auf Blutagar) erwiesen sich 70 % der Wurzelkanäle als steril, d.h., der Abstrich ergab kein Bakterienwachstum. Nach 2-maliger Begasung lag der Erfolg bei 95 %.

Abstrich vor der Begasung   Abstrich nach der Begasung

Beimpfte Blutagarplatte

Die Untersuchungen am Patienten ergaben ähnliche Ergebnisse, jedoch war in einer Reihe von Fällen nach Tagen eine Reinfektion von Seiten des periapikalen Gewebes feststellbar.

Die Vorteile der Chlorbegasung unter Vacuum liegen nicht allein in der Verstärkung der Desinfektionswirkung, sondern ebenso darin, daß die Wurzelkanäle sofort nach der letzten Begasung abgefüllt werden können, ohne daß sie vom Munde her (offenliegende Kanäle) reinfiziert werden können.

Zu d) Abfüllung der Wurzelkanäle

Zum Abschluß der Wurzelbehandlung erfolgt die Wurzelfüllung. Sie stellt ebenso wie die Aufbereitung der Kanäle eine schwierige Mikrooperation dar, die häufig unbefriedigende Resultate bringt. Der Grund liegt auch hier an den strukturellen Schwierigkeiten des Zahnes und seines Kanalsystems. Dazu kommt, daß die Manipulationen mehr gefühlsmäßig als bewußt durchgeführt werden, da während des Füllprozesses keine sichtbare Kontrolle des Füllgrades möglich ist. Es gehört schon eine große Erfahrung dazu, mehrwurzelige Zähne optimal abzufüllen. Überfüllungen sind ebenso häufig wie inkomplette Abfüllungen.

Das Ziel der Wurzelfüllung ist, das gesamte Kanalsystem mit einem gewebsfreundlichen, nicht resorbierbaren und wandständigen Füllmaterial auszufüllen. Sie ist ebenso wie die Desinfektion eine Voraussetzung zur Verhinderung einer Reinfektion des apikalen Gewebes bzw. für die Ausheilung einer periapikalen Entzündung (Granulom).

Forschungsberichte des Wirtschafts- und Verkehrsministeriums Nordrhein-Westfalen

Bisher wurde die Wurzelfüllung mittels rotierender Füllinstrumente (Lentulo, Millernadel) durchgeführt oder es wurden erweichte Chloroguttaperchaspitzen in den Wurzelkanal vorgestoßen, die mit der trockenen Kanalwandung verklebten. Beide Methoden, insbesondere die letzte, erfordert eine maximale Ausschachtung des Wurzelkanals, die jedoch in vielen Fällen unmöglich ist. Es ist deshalb verständlich, wenn bei schwierigen Kanalverhältnissen (starke Abkrümmungen, enge Kanäle, u.s.w.) die mechanische Abfüllung äußerst unbefriedigend bleiben muß.

Die Vacuum-Füllmethode ist kaum an obengenannte Schwierigkeiten gebunden. Sie erlaubt selbst die Abfüllung mechanisch nicht erreichbarer Räume (Ramifikationen, Perforationen), sofern sie nur mit dem Hauptkanal kommunizieren.

Bevor diese Füllmethode am Patienten erprobt wurde, wurde eine große Anzahl von Füllversuchen an extrahierten Zähnen durchgeführt. Als Füllmittel wurde ein Röntgenkontrastmittel (Thoriumdioxyd-Sol) verwandt. Die Liquidität dieses Mittels entspricht etwa der des späteren Füllmaterials.

Die Abdichtung der Zähne erfolgte nach der oben beschriebenen Methode.

Schon bei den ersten Füllversuchen zeigte es sich, daß der Trocknungsgrad und die Temperatur der Versuchszähne für die Füllresultate von entscheidender Bedeutung waren. Die besten Füllergebnisse wurden bei völlig ausgetrockneten Zähnen erzielt. Auch hier spielt das Problem des Dampfdrucks, wie oben bei den Glaskapillarversuchen erwähnt, eine ausschlaggebende Rolle. Es ging deshalb das Bestreben dahin, eine möglichst intensive Austrocknung des Kanalsystems zu erreichen. Die Kanäle wurden grob aufbereitet und anschließend mit Chloroform und Heißluft getrocknet. Die Evakuierungszeit richtete sich nach der Menge der im Kontrollgefäß austretenden Luftmenge (die Mechanik des Füllvorgangs wird später beschrieben).

Die Füllergebnisse zeigten befriedigende Resultate.

Nachfolgend sind einige Abfüllungen röntgenologisch festgehalten, die den Erfolg der Vakuumfüllmethode an extrahierten Zähnen überzeugend beweisen.

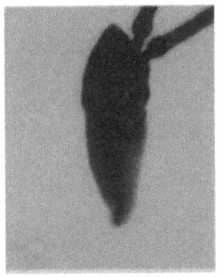 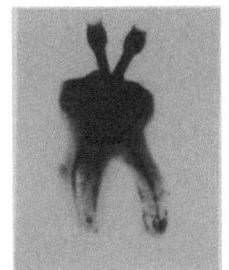 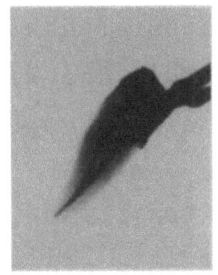
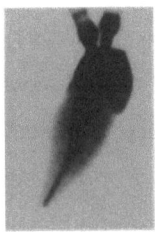 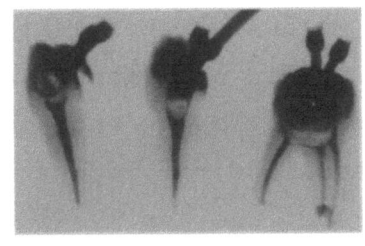 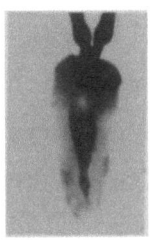

Die Füllversuche am Patienten stießen zunächst auf erhebliche Hindernisse. Nicht allein die bedeutend schwierigere Abdichtung der Zähne, sondern vor allem die Möglichkeit der apikalen Sekretion erwiesen sich als große Hemmnisse. Die Eindichtung der Dichtungskegel in untere Frontzähne ist wegen der geringen Kronensubstanz oft unmöglich. Es zeigte sich ferner, daß an den behandelten Zähnen vor allem sämtliche Approximalfüllungen erneuert werden mußten, um einen sicheren Luftabschluß zu erzielen.

Über das Verhalten des periapikalen Gewebes bei der Evakuierung des Zahnes waren schon im Anfang orientierende Versuche durchgeführt worden. Die Gefahr einer apikalen Blutung bzw. Sekretion in den Kanal erwies sich als gering. Es wurden solche Vorkommnisse nur bei akuten periapikalen Prozessen und bei weitem foramen apicale (jugendliche Patienten, weite mechanische Eröffnung des Foramens) beobachtet. Bei der großen Anzahl der Patientenversuche erwies sich jedoch die Feuchtigkeit im Kanalinnern als äußerst störend. Selbst nach intensiver Austrocknung der Kanäle blieb der Dampfdruck der Restfeuchtigkeit bestehen, da durch den Apex und Ramifikationen unmittelbare Verbindungen mit der Gewebsflüssigkeit vorhanden sind.

Hier liegt der kritische Faktor der Vakuumfüllmethode.

Wie schon oben erwähnt, bleibt durch den Dampfdruck im Kanalinnern ein bestimmter Teil des Wurzelkanals ungefüllt. Im günstigsten Fall verbleibt bei einem Dampfdruck von 44,5 Torr (bei 36° Körpertemperatur) ein Restvolumen von $2,5 \times 10^{-3}$ mm^3 (geringstes Restvolumen) zurück, wenn man für den Füllweg etwa ein Volumen von 60 mm^3 annimmt. Das entspricht etwa dem Volumen eines Würfels mit einer Kantenlänge von 10^{-1} mm. Bei verzögerter Kondensation der Wasserdampfblase kann jedoch der ungefüllte Raum bedeutend größer werden und maximal 3,6 mm^3 annehmen. Trotz dieser theoretischen Überlegung konnten bei vielen Patientenversuchen komplette Abfüllungen erreicht werden. Dieser Faktor wurde schließlich an Glaskapillarversuchen geklärt. Hin und wieder wird die restierende Luftblase durch die einschließende Füllmasse nach oben geschleudert, so daß das Kapillarende komplett gefüllt wird. Im Wurzelkanal wird die Luft zeitweise koronalwärts verdrängt und der Kanal optimal gefüllt.

Zur Verbesserung der Füllresultate war es das Bestreben, das Volumen des Füllweges möglichst klein zu gestalten, d.h. einen möglichst kurzen Weg von der Füllapparatur zum Patientenzahn zu schaffen. Die Füllapparatur wurde entsprechend abgeändert. Versuche, die Fülleitung zu unterkühlen, um durch die Siedepunktsverminderung zu günstigeren Füllvoraussetzungen zu kommen, erwiesen sich als unwirtschaftlich.

Gute Resultate brachte die Anwendung von Druck im Anschluß an die Vakuumfüllung. Mit einer Injektionsspritze, die auf den Füllschlauch aufgesteckt wird, wird unter leichtem Kolbendruck die Füllmasse (Kunststoff) nachgepreßt und bis zur Erhärtung unter Druck belassen. Dadurch erreicht man neben besseren Füllresultaten auch eine günstigere Polymerisationsbedingung für den Kunststoff.

Zu 3) Klinisch-röntgenologische Nachuntersuchung der behandelten Fälle

Es war auffallend, daß bei keinem behandelten Patienten im Anschluß an die Wurzelfüllung irgendwelche subjektiven Beschwerden auftraten, mit denen man sonst zeitweise rechnen kann. Selbst bei starken Überfüllungen wurden keine Reizerscheinungen des periapikalen Gewebes festgestellt.

In fast allen Fällen wurde die Wurzelbehandlung in 3 - 4 Sitzungen abgeschlossen.

1. Sitzung: Darstellung und Aufbereitung der Kanäle unter Saugspülung - Fokalmineinlage.

2. Sitzung: Saugspülung und Aufbau der zerstörten Zahnwandung.
Vorbereitung zur Eindichtung des Dichtungskegels.

3. Sitzung: Eindichtung des Dichtungskegels, Vakuumbegasung (10 ccm Cl_2) und Vakuumfüllung.

4. Sitzung: Definitiver Verschluß.

Es wurden über 200 Patienten nach diesem neuen Verfahren behandelt. Die Zahl der Unterfüllungen liegt bei etwa 60 - 65 %. Dieses ist daraus zu erklären, daß bewußt auf eine Ausschachtung der Kanäle bis zum Apex verzichtet wurde, um festzustellen, ob dieses Verfahren eine Vereinfachung der Wurzelbehandlung ermöglicht und anderen Methoden in bezug auf Desinfektion des Kanalsystems überlegen ist.

Die nachfolgenden Röntgenbilder zeigen einige Vakuumwurzelfüllungen am Patienten.

Fall 1: Patient K. Br., Alter: 24 J.
Befund: / 4 Gangrän, apikales Granulom, bukkale Fistel
Bemerkung: Nach der Abfüllung keine Beschwerden

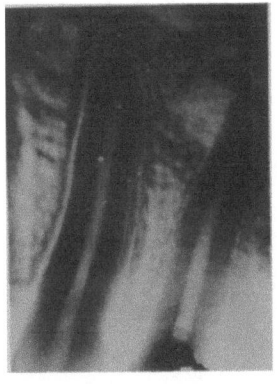   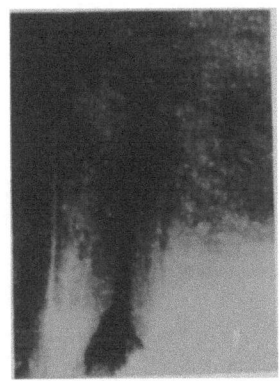   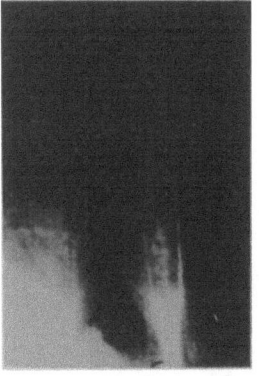

vor der Behandl.   nach d. Abfüllg.   Kontrolle nach
                                                 10 Monaten

Fall 2: Patient A.R., Alter: 28 J.
Befund: 5 / Gangrän, apikales Granulom, Sekretion
Bemerkung: Nach Abfüllung keine Beschwerden

Forschungsberichte des Wirtschafts- und Verkehrsministeriums Nordrhein-Westfalen

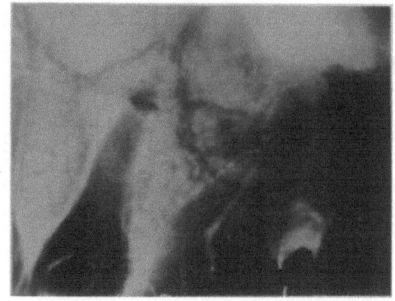 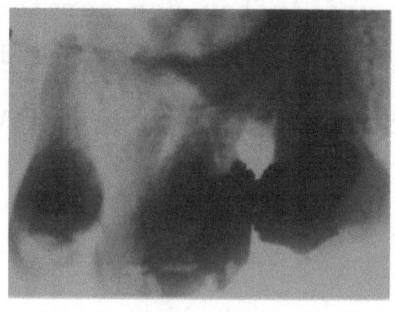 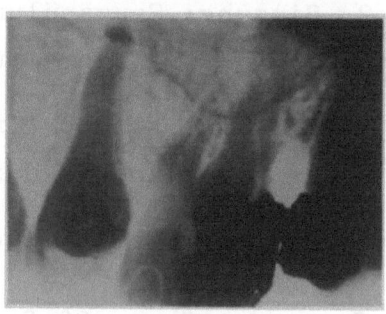

nach Abfüllung   nach 5 Monaten   nach 10 Monaten

Fall 3: Patient K.J., Alter: 63 J.

Befund: _2_/ akute Periodontitis, Gangrän, apicales Granulom

Bemerkung: Nach Abfüllung keine Beschwerden

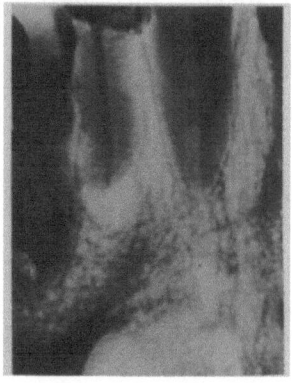 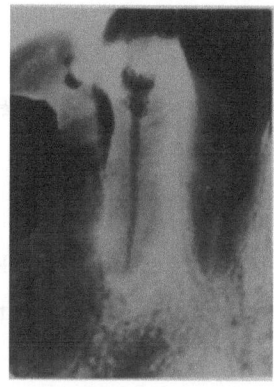 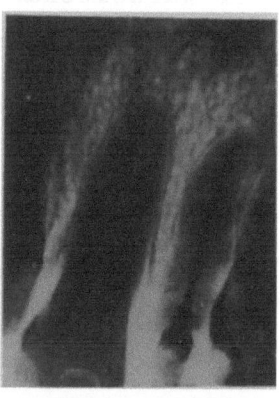

Nach Abfüllung   nach einem Jahr   nach 3 Jahren

Vakuum-Wurzelfüllungen: optimal

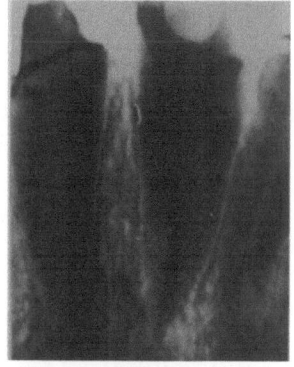 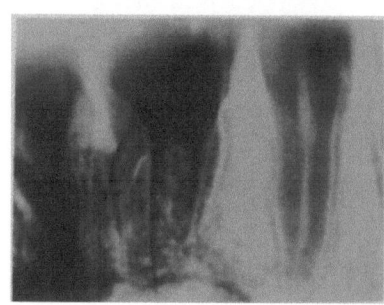 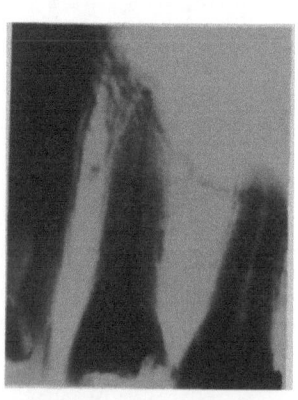

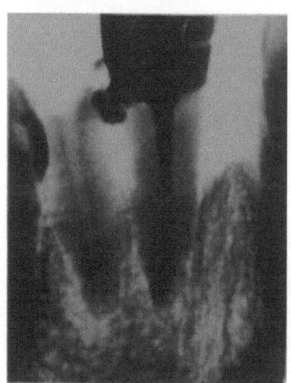 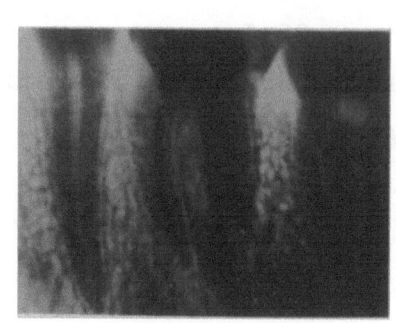 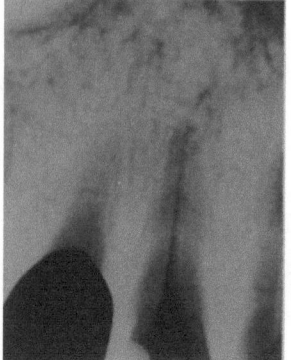

Forschungsberichte des Wirtschafts- und Verkehrsministeriums Nordrhein-Westfalen

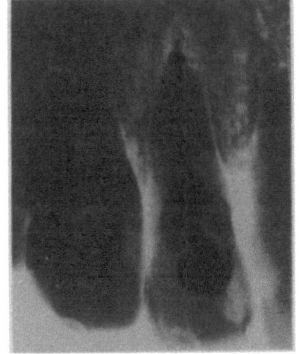 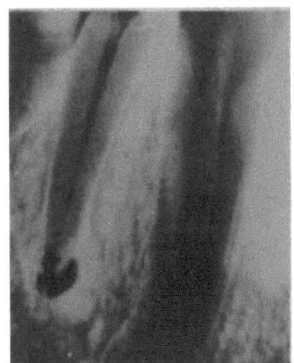 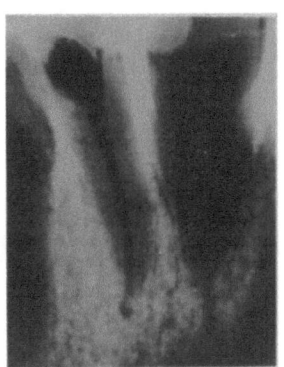

Vakuum-Wurzelfüllungen: geringe Überfüllung

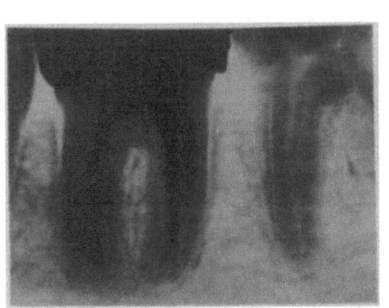 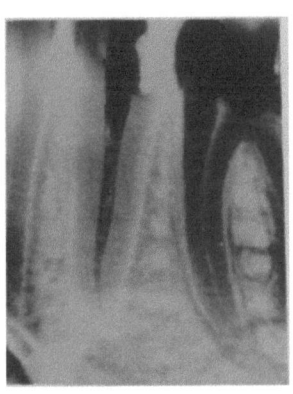 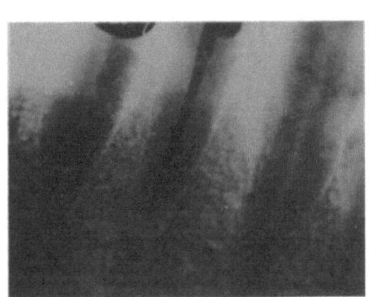

Vakuum-Wurzelfüllungen: Unterfüllungen

Seite 23

Forschungsberichte des Wirtschafts- und Verkehrsministeriums Nordrhein-Westfalen

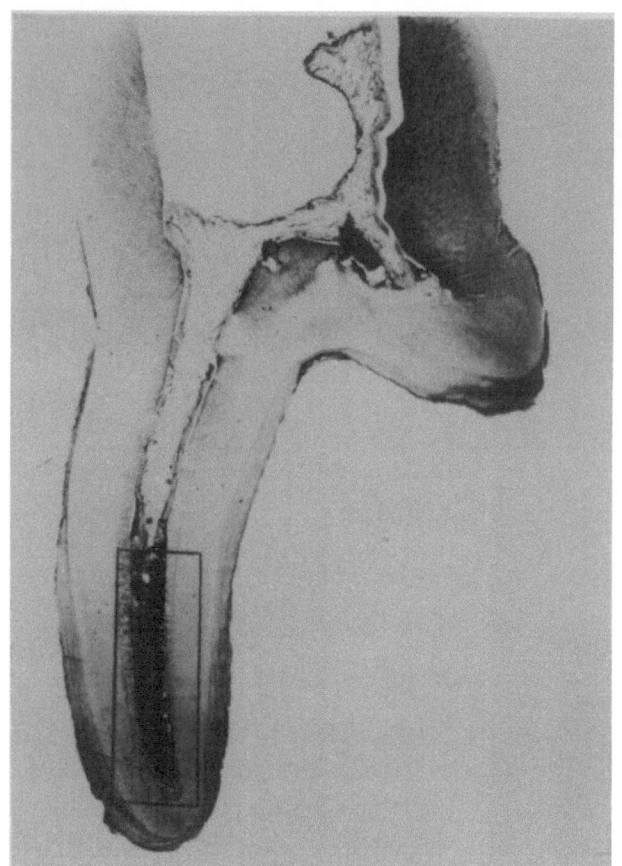

Übersicht

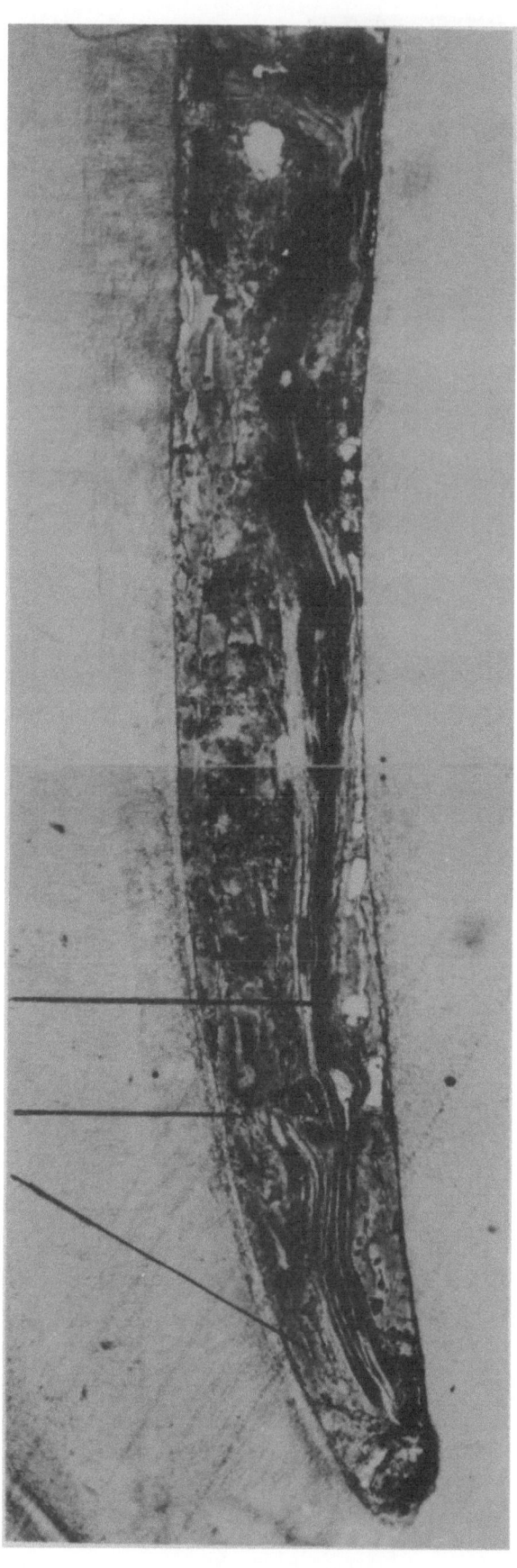

Gewebsreste

Kunststoff
(K 111)

Ausschnittsvergrößerung

Schnitt durch einen nach der Vacuummethode gefüllten Wurzelkanal

Seite 24

Technische Probleme der Füllapparatur

Die Vakuumfüllapparatur unterlag während der Untersuchungen ständigen Abänderungen. Zu Anfang wurde die Vakuumbehandlung in einem Zweiwegesystem durchgeführt, d.h., Füll- und Saugleitung wurden getrennt an den Zahn herangeführt.

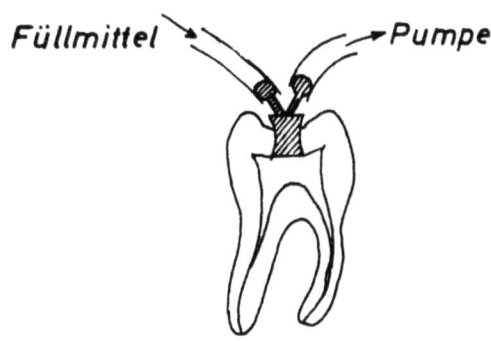

Diese Methode hatte den Nachteil, daß das Füllmittel außerhalb des Evakuierungsprozesses lag und somit unter atmosphärischen Verhältnissen stand. Die normalerweise im Füllmittel gelöste Luft wurde beim Einschießen des Materials in den evakuierten Wurzelkanal frei und verhinderte so homogene Abfüllungen.

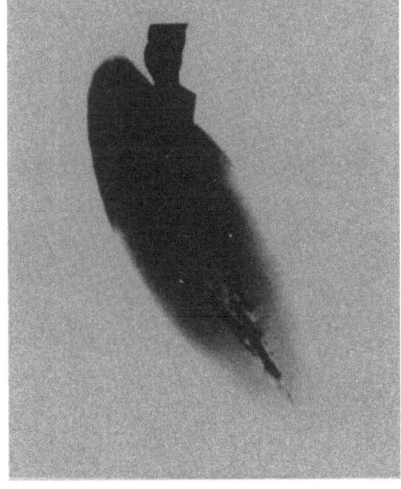

Vakuolenbildung bei nicht
evakuiertem Füllmittel

Das Bestreben ging deshalb dahin, den Füllweg so kurz wie möglich zu gestalten und das Wurzelfüllmittel mit in den Evakuierungsprozeß einzubeziehen.

Über verschiedene Modelle wurde schließlich eine Vakuumfüllapparatur entwickelt, die sowohl die Evakuierung der Wurzelkanäle und die des Füllmittels als auch die Begasung und Abfüllung des Zahnes in kürzester Zeit erlaubt. In sinnvoller Anordnung wird durch Drehung eines Vierwegehahns der Weg zur Evakuierung, Begasung und Abfüllung des Zahnes freigegeben und so die Behandlungszeit auf ein Mindestmaß beschränkt. Evakuierung und Abfüllung bzw. Begasung erfolgen durch dieselbe Schlauchleitung, so daß ein kurzer Füllweg besteht.

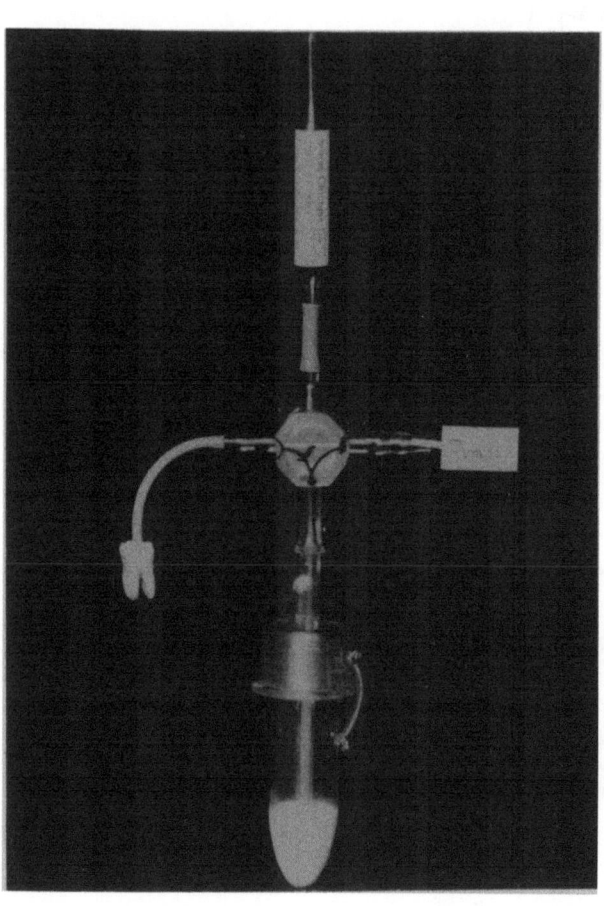

Vacuumfüllapparatur

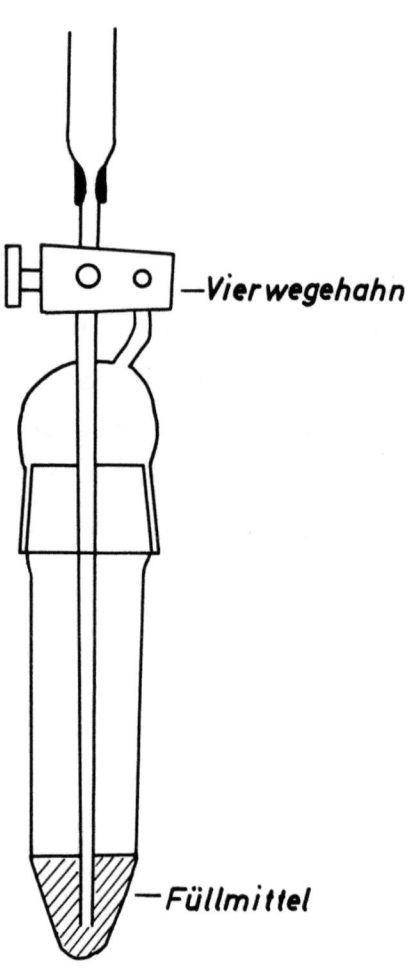

Füllapparatur
(schemat. Darstellung)

Die einzelnen Phasen der Vakuumwurzelbehandlung sind aus nachfolgenden Schaltschemen zu ersehen:

Nach der Abdichtung des Zahnes und Anschluß der Saugfülleitung an die Füllapparatur erfolgt die Evakuierung der Wurzelkanäle.

1) Evakuierung der Wurzelkanäle und Kontrolle der Abdichtung

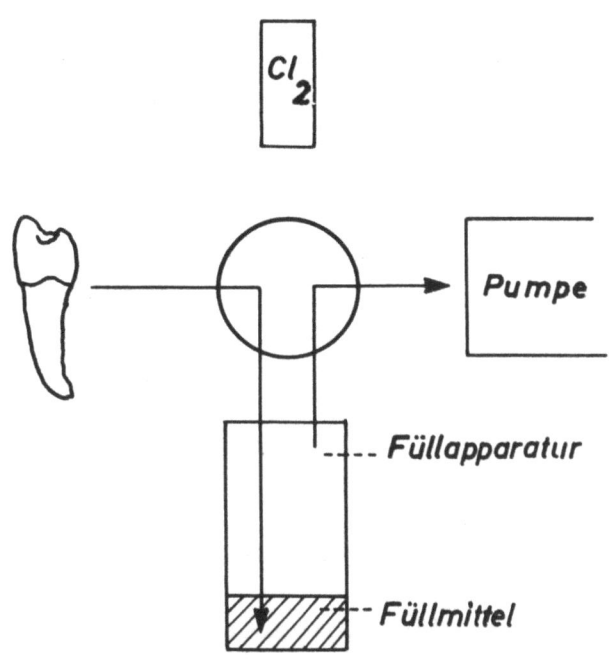

Wie oben erwähnt, ist das Füllmittel in den Evakuierungsprozeß mit einbezogen. Während des Absaugens tritt nun an dem in die Füllmasse eintauchenden Steigrohr so lange Luft aus, bis der Zahn evakuiert ist. Die dort entweichende Luft kann natürlich auch von einer Undichtigkeit in der Saugleitung herrühren. Ob es sich dabei um die von außen her einströmende Luft oder um die verdampfende Restfeuchtigkeit im Zahn handelt, kann man leicht durch eine Kältepassage feststellen. Während des Absaugens unterkühlt man die Saugleitung mit einem chloraethylgetränkten Wattebausch. Entweichen an dem Steigrohr keine Luftblasen mehr, so waren sie durch die abdampfende Feuchtigkeit im Zahninnern bedingt. Durch die Kältepassage wird nämlich der Wasserdampf in der Schlauchleitung kondensiert. Wird die in der Füllmasse aufsteigende Luft durch die Kältepassage nicht unterbrochen, so ist mit Sicherheit eine Undichtigkeit am Zahn (Abdichtung) oder an der Saugleitung anzunehmen.

Eine Evakuierungszeit von 4 - 5 Minuten hat sich im allgemeinen als ausreichend erwiesen.

Nach der Evakuierung der Wurzelkanäle erfolgt die Chlorbegasung.

2) Chlorbegasung

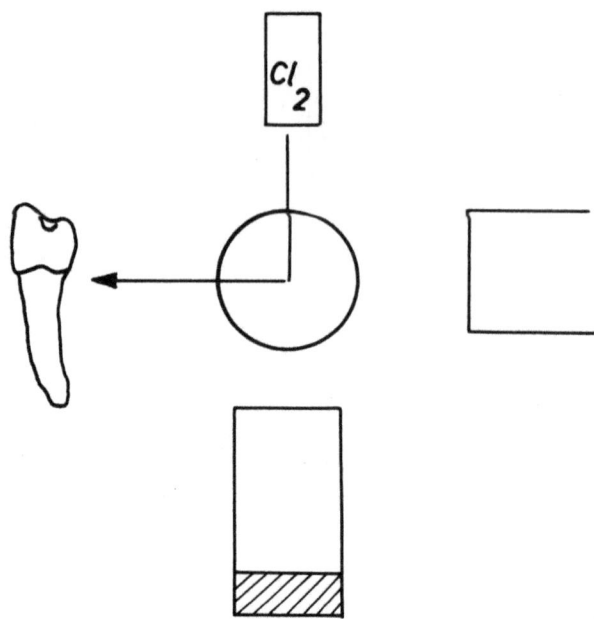

Durch eine Viertelumdrehung des Vierwegehahns wird der Weg Chlorgas
-----▸ Zahn freigegeben. Aus einer auf die Füllapparatur aufgesteckten
Chlorgasampulle strömt nun das Gas in das Kanalsystem des Zahnes ein.
Nach etwa einer halben Minute wird erneut evakuiert, danach wieder be-
gast. Je nach Länge des Füllweges wird diese Art der Vakuumbegasung
drei bis vier mal in einer Sitzung durchgeführt. Evtl. wird eine zweite
Chlorgasampulle aufgesteckt. Die Begasung ist in etwa 5 Minuten beendet.

3) Abfüllung

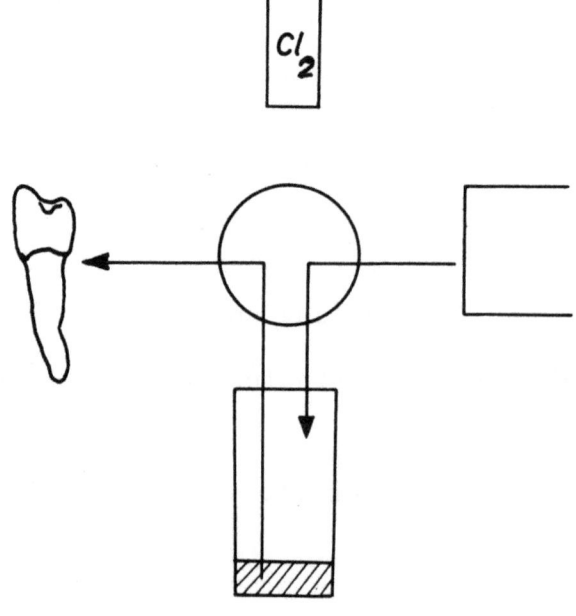

Nachdem der Weg Füllmittel ←---- Zahn durch eine weitere Vierteldrehung des Hahnes freigegeben ist, wird erneut evakuiert. Durch eine zwischen Pumpe und Füllapparatur liegende Luftklappe wird daraufhin die Saugleitung unterbrochen. Der sofort auf die Füllmasse einwirkende Atmosphärendruck preßt diese augenblicklich durch das Steigrohr in den Zahn.

Zur Verbesserung der Füllergebnisse besonders in bezug auf die Polymerisation des Füllmittels wird im Anschluß an die Abfüllung die Schlauchleitung zur Füllapparatur hin unterbrochen und mittels einer aufgesteckten Injektionsspritze ein ständiger Druck (Kolbendruck) auf die polymerisierende Füllmasse ausgeübt.

Nach dem Erhärten des Kunststoffes (etwa 5 - 6 Minuten) werden Schlauchleitung und Dichtkegel entfernt und der Zahn definitiv verschlossen.

Es ist ratsam, die Füllapparatur sofort nach der Abfüllung mit Aceton zu säubern, da die Entfernung des erhärteten Kunststoffes aus den dünnen Füllwegen erhebliche Schwierigkeiten macht.

5. Untersuchungen über physikalische, chemische und biologische Eigenschaften geeigneter Füllmaterialien

Die Suche nach geeigneten Wurzelfüllmitteln wird seit jeher durch die mannigfaltigen Anforderungen, die man an solche Mittel stellt, erschwert. Der Sinn der Wurzelfüllung liegt darin, den Wurzelkanal und seine Verzweigungen mit einem wandständigen biologisch verträglichen und nicht resorbierbaren Material auszufüllen, um Reinfektionen von Seiten der "toten Räume", die Brutstätten der Bakterien darstellen, zu unterbinden. Daneben verlangt man von einem guten Wurzelfüllmittel, daß seine Verwendung ohne große Schwierigkeiten möglich ist und daß das im Wurzelkanal erhärtete Füllmaterial ohne große Mühe wieder entfernt werden kann. Da für die Vakuumfüllmethode alle bisher üblichen Wurzelfüllmaterialien wegen ihrer Konsistenz und der Art ihrer Applikation unbrauchbar erschienen, wurde nach einem neuen Mittel auf Kunststoffbasis gesucht, welches eine hohe Liquidität aufwies, ohne dabei die oben genannten Anforderungen zu vernachlässigen.

In Zusammenarbeit mit den Farbenfabriken Bayer in Leverkusen wurden verschiedene Muster eines solchen Mittels entwickelt und zunächst im Tierversuch auf ihre biologische Verträglichkeit untersucht.

Um die Wandständigkeit des Wurzelfüllmittels zu garantieren, war zunächst an eine quellbare Substanz gedacht worden, die sich im Wurzelkanal ausdehnt und so einen besseren Verschluß der "toten Räume" erreicht.

Unter dem Muster "Bayer A" wurde in Leverkusen ein quellbares Füllmittel entwickelt, das zunächst günstige physikalische Eigenschaften zeigte, sich aber im Tierversuch als toxisch erwies. Es wurden Injekt- und Implantatversuche an Meerschweinchen durchgeführt, über die nachfolgende histologische Befunde Auskunft geben.

1. Tier 190: Injekt 0,5 ccm "Bayer A" i.m.
    Liegezeit: 6 Tage
    Allgemeinbefinden: kaum beeinträchtigt
    Örtlich: Lähmungserscheinungen am behandelten Schenkel

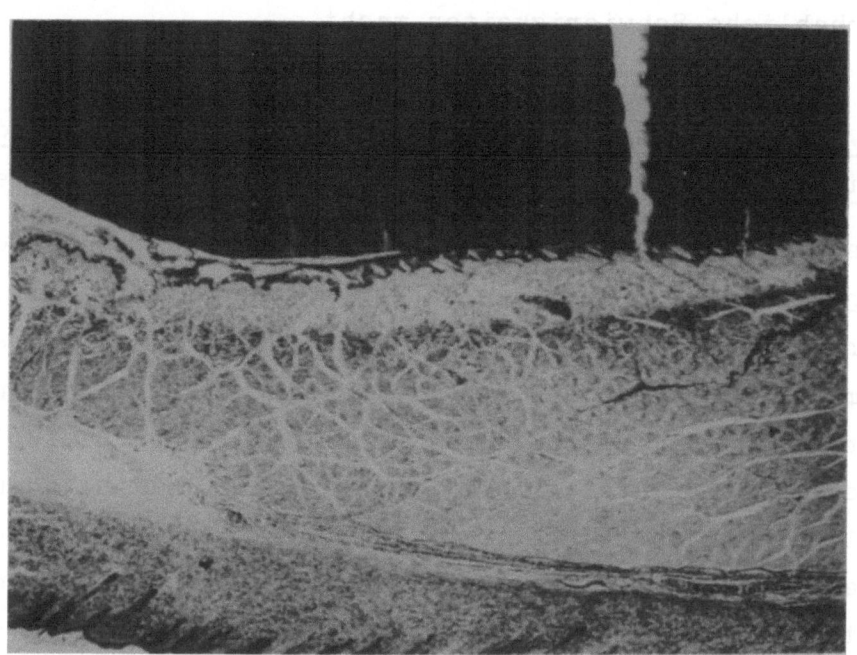

Histolog. Befund: Hautanhangsgebilde und subcutanes Bindegewebe o.B. Der Muskel ist im Bereich des Injekts nekrotisch und von kleinzelligem Infiltrat durchsetzt. Zwischen gesundem und nekrotischem Muskel ist eine hochgradige polyzytäre Reaktion feststellbar. Der Kunststoff liegt dem nekrotischen Muskel unmittelbar auf. Kleinere Bröckchen sind innerhalb des Gewebes erkennbar. Die Giftigkeit des Materials ist unverkennbar. Die hochgradige Nekrotisierung des Gewebes umgeben von einer erheblichen entzündlichen Reaktion weist auf eine starke lokale Vergiftung hin.

2. Tier 192: Injekt 0,25 ccm "Bayer A" i.m.

    Liegezeit: 6 Tage

    Allgemeinbefinden: kaum beeinträchtigt

    Örtlich: leichte Lähmungserscheinung

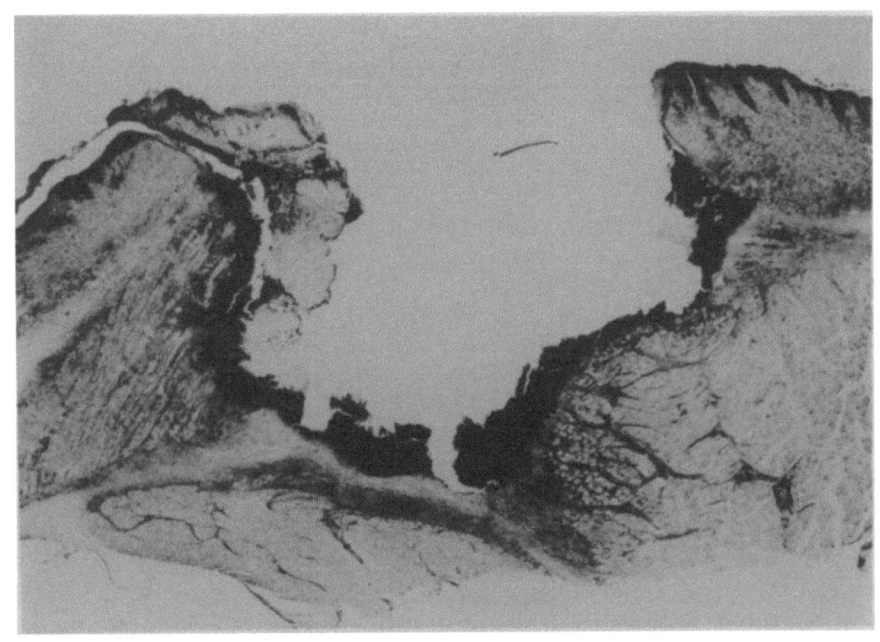

Histol. Befund: Hautanhangsgebilde und subcutanes Bindegewebe o.B.
In Richtung auf das Injekt sieht man im Muskel eine Zone polycytärer
Reaktion vermischt mit Erytrozytenhaufen. Das Injekt ist umgeben von
nekrotischem Muskelgewebe. Auch hier teilweise Einlagerung von kleinzelligen Infiltraten. Auch hier weist die starke entzündliche Reaktion
auf die hohe Toxizität des Materials hin.

3. Tier 194: Implantant "Bayer A" (polymerisiert)
   kleine Menge

   Liegezeit: 6 Tage

   Allgemeinbefinden: o.B.

   Örtlich: Keine Lähmungserscheinungen

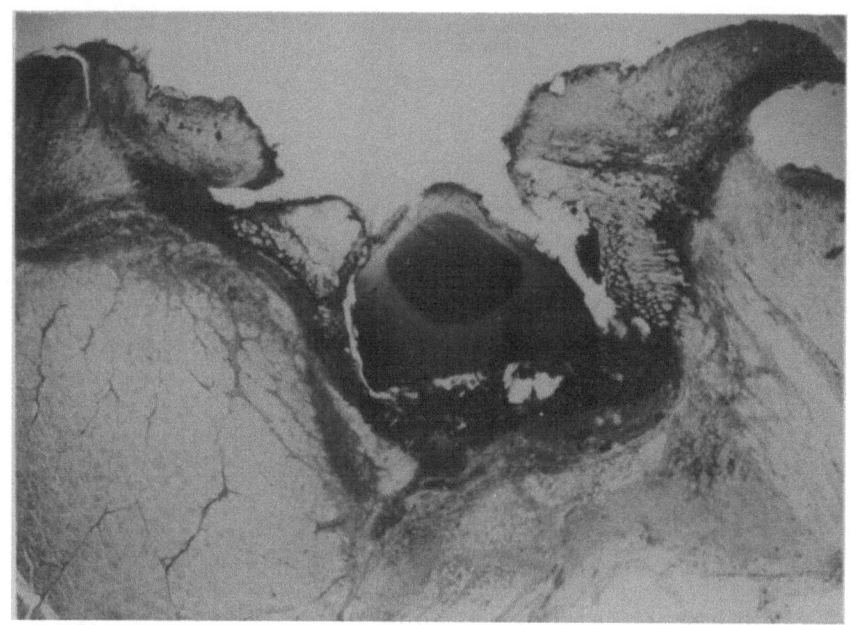

Histol. Befund: Haut mit Anhangsgebilden außerhalb des Implantatbereiches regelrecht. In der Nähe der Schnittränder beginnendes Tiefenwachstum des Epithels mit der Tendenz der Unterpflügung des nekrotischen Wundschorfes und des Implantates. Die implantatferne Muskulatur o.B. In Implantatnähe, lamina propria beiderseits durch diffuse Polyzyteninfiltrate, Fibroblasten sowie alten Blutungen mit Haemosiderinpigment vom subepithelialen Gebiet getrennt. In der Nachbarschaft des Implantates hochgradige polyzytäre Reaktion mit Abszeßbildung, Nekrotisierung der angrenzenden Muskelfasern und diff. Infiltraten in Muskulatur und Fettgewebe bis weit ins Gesunde hinein. Dortselbst alte Haemorrhagien. An den Übergangsstellen zur Muskulatur junges Granulationsgewebe, Implantatbröckchen intraop. eingeschleppte Haarstückchen und entsprechende zelluläre Reaktion.

Abschließend: Entzündliche Reaktion von erheblichem Ausmaß mit beginnender Abstoßung des Implantats und Bildung von Granulationsgewebe.

4. Tier 196: Implantat "Bayer A" (polymerisiert)
   große Menge

   Liegezeit: 6 Tage

   Allgemeinbefinden: o.B.

   Örtlich: Mäßige Lähmungserscheinung

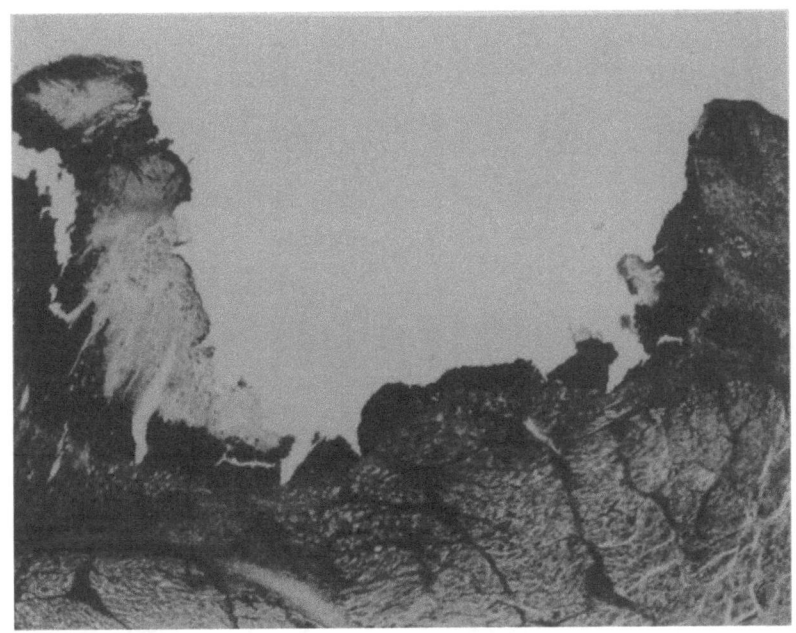

Histol. Befund: Epidermis intakt; subcutanes Bindegewebe von kleinzelligen Infiltraten durchzogen, die in starken Zügen in Richtung auf das Implantat die Muskulatur diffus phlegmonös durchziehen. In der Nachbarschaft des Implantats hochgradige polyzytäre Reaktion mit Abszeßbildung. Am Schnittrand beginnendes Tiefenwachstum des Epithels. Das junge Granulationsgewebe schließt das Implantat teilweise ein und ist ebenfalls mit kleinzelligen Infiltraten und alten Haemorrhagien durchsetzt.

Abschließend: Entzündliche Reaktion des Gewebes mit beginnender Abstoßung.

5. Tier 198: Implantat steril Agar

   Liegezeit: 6 Tage

   Allgemeinbefinden: o.B.

   Örtlich: keine Lähmungserscheinung

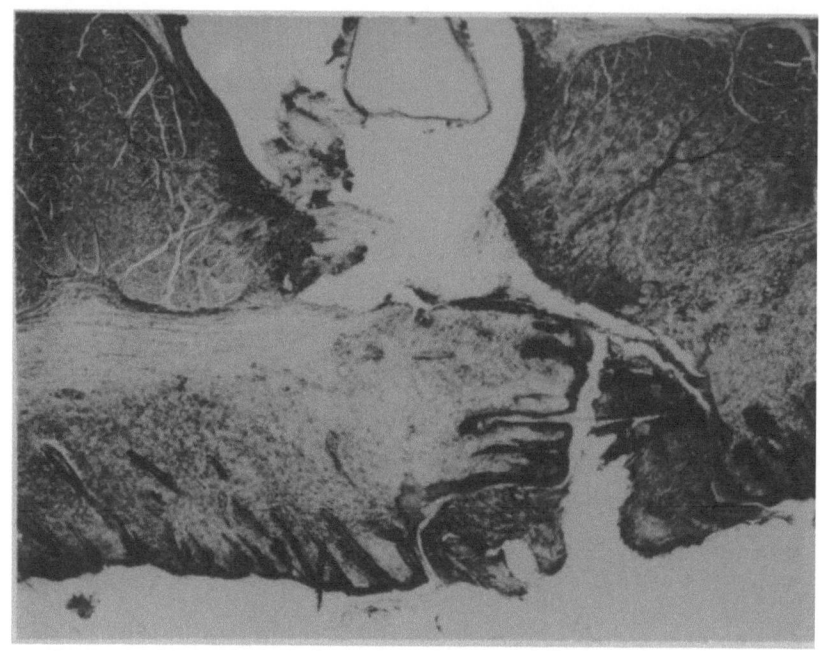

Histol. Befund: Hautanhangsgebilde und subcutanes Bindegewebe zeigen keine pathologische Veränderung. Das Muskelgewebe ist bis in unmittelbarer Umgebung des Implantates intakt. Eine leichtgradige entzündliche Reaktion ist an verschiedenen Stellen des Muskelgewebes feststellbar. Das Implantat wird von einer geschlossenen polyzytären Zellkapsel eingefaßt, die sich scharf gegen das Material absetzt.

Abschließend: Geringe entzündliche Reaktion um das Implantat lokalisiert und scharf gegen dieses abgesetzt.

6. Tier 193: Injekt "Bayer A" 0,25 ccm

   Liegezeit: 4 Wochen

   Allgemeinbefinden: o.B.

   Örtlich: leichte Lähmungserscheinung

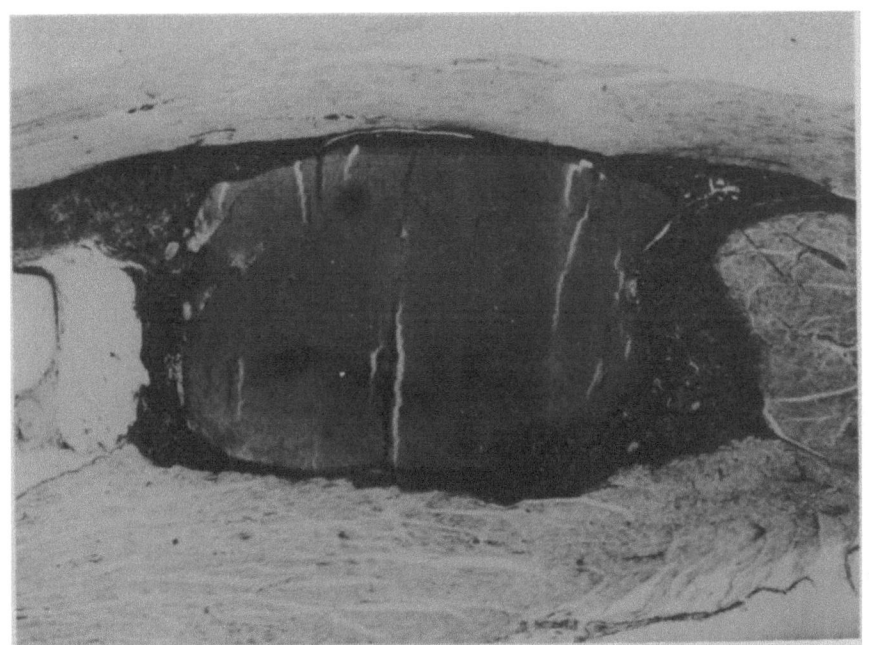

Histol. Befund: Das gut erbsengroße Material liegt inmitten der Muskulatur und ist von einem unterschiedlich breiten Saum von Granulationsgewebe umgeben, das von Riesenzellen geradezu vollgestopft ist. In dem aufgelockerten Bereich des Materials haben sich die Riesenzellen um diese Fragmente herumgelegt und befinden sich offenbar in lebhafter Resorption. Der entzündliche Resorptionsprozeß, dem zahlreiche Blutungsherde beigemischt sind, setzt sich noch ein erhebliches Stück im Unterhautzellgewebe fort.

Abschließend: Fremdkörperreaktion mit guter Begrenzung gegen das umgebende Gewebe.

Histologischer Resorptionsbefund des Kunststoffes "Bayer A" (Ausschnittsvergrößerung).

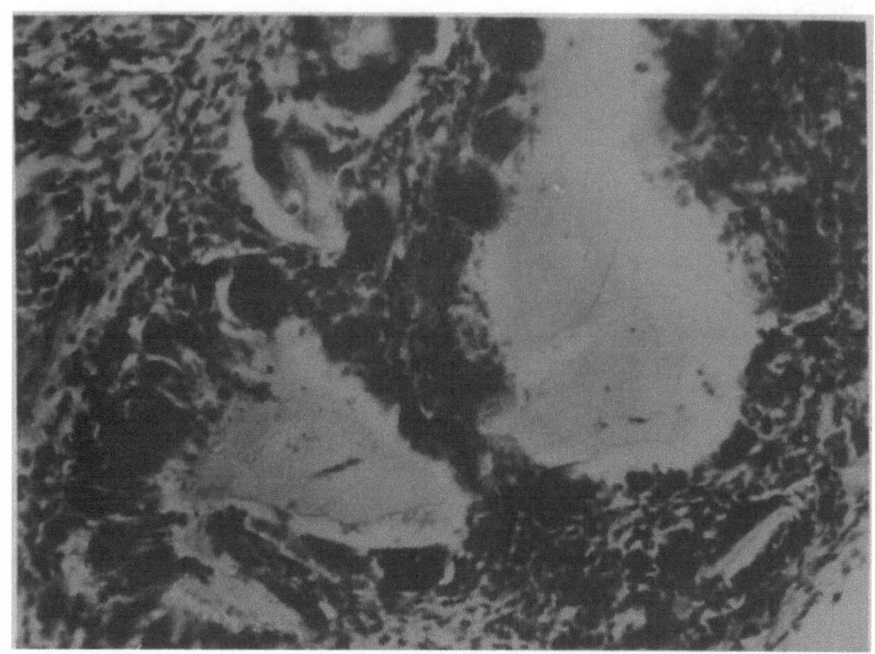

Histol. Befund: Starke Fremdkörperwirkung mit hochgradiger kleinzelliger Infiltration des umgebenden Muskelgewebes. Dem Implantat angelagert erkennt man zahlreiche Riesenzellen, die zusammen mit den erkennbaren Resorptionsbuchten die Resorbierfähigkeit des Materials deutlich erkennen lassen.

Ergebnis der Tierversuche mit dem Kunststoff "Bayer A":

Die histologischen Befunde weisen eindeutig auf die Giftigkeit dieses Materials hin. Besonders bei den Injektversuchen sind starke Gewebsnekrosen und Abszeßbildungen aufgetreten (Monomerwirkung). Bei den Implantaten (polymerisierter Kunststoff) ist die entzündliche Reaktion des Gewebes geringer. Hier ist die Tendenz der Abstoßung und Ausheilung feststellbar (Granulationsgewebsneubildung).

In Weiterentwicklung eines brauchbaren Wurzelfüllmaterials stellten die Bayerwerke einen weniger toxischen Kunststoff (Muster 11/85) auf Polyvinyl-Alkoholbasis her. Dieses Material war jedoch in bezug auf seine Konsistenz und Haltbarkeit äußerst labil. Schon eine geringe Unterkühlung brachte es zum Gelieren. Auch die Viskosität dieses Mittels war zu hoch, um für die Vakuumfüllmethode Anwendung zu finden.

Nach eingehender Untersuchung wurde die Verwendung von quellbaren Wurzelfüllmassen eingestellt, nachdem sich herausgestellt hatte, daß diese Kunststoffe als wasseraffine Substanzen resorbierbar sind und keine genügende Aushärtung aufweisen.

Die Suche nach einem wasserunlöslichen Kunststoff führte zu der Entwicklung des Kunststoffes K 111 (Musterbezeichnung). Dieses Material besteht aus einer wasserdünnen Flüssigkeit, der zwei Katalysatoren zur Polymerisationsbeschleunigung zugesetzt werden müssen. Die physikalischen Eigenschaften dieses Materials sind ausgezeichnet. Nach Zusatz der Katalysatoren setzt die Polymerisation in 4 - 5 Minuten ein und ist in etwa 10 Minuten beendet. Das Polymerisat weist eine hartgummiähnliche Konsistenz auf und zeigt äußerst geringe Kontraktion. Die Wandhaftung ist sehr gut. Mit entsprechenden Wurzelkanalinstrumenten ist eine Entfernung aus den Wurzelkanälen gut möglich.

Bevor dieses Mittel am Patienten eingesetzt wurde, wurden, wie bei den vorigen Mustern, Tierversuche zur Bestimmung der Verträglichkeit durchgeführt. Zunächst wurde der Kunststoff ohne Beigabe der Katalysatoren injiziert.

1. Tier 218: Injekt 0,5 ccm K 111

    Liegezeit: 14 Tage

    Allgemeinbefinden: verringerte Freßlust

    Örtlich: zunehmende Lähmung, Ödemisierung und Nekrose der Zehen nach 3 Tagen

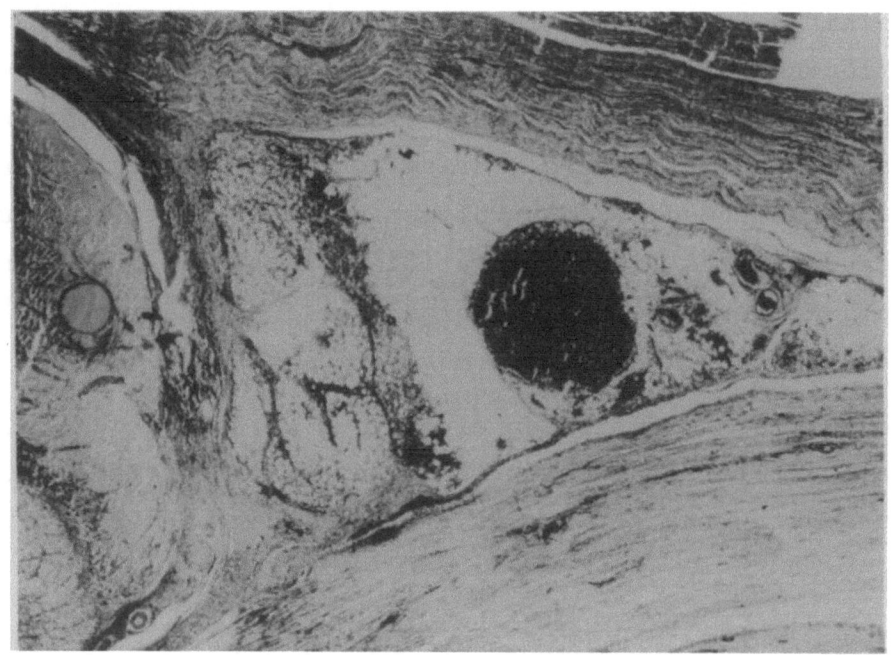

Histol. Befund: Starke Fremdkörperwirkung mit lokaler Abszeßbildung und reaktiver Gewebsneubildung. Kleine haemorrhagische Herde (paravasal). In Nähe des Injektes hyaline Muskelstruktur als Zeichen der Degeneration.

Es zeigte sich, daß der Kunststoff K 111 in nichtpolymerisiertem Zustand eine toxische Wirkung hat.

Bedeutend bessere Ergebnisse im Hinblick auf die Verträglichkeit wurde bei dem polymerisierbaren Kunststoff (Flüssigkeit + Katalysator) beobachtet.

2. Tier 230: Injekt 0,5 ccm K 111 + K_1 + K_2 (Katalysat.)

        Liegezeit: 14 Tage

        Allgemeinbefinden: o.B.

        Örtlich: vorübergehend leichte Lähmung
              nach 3 Tagen Reflexe o.B.

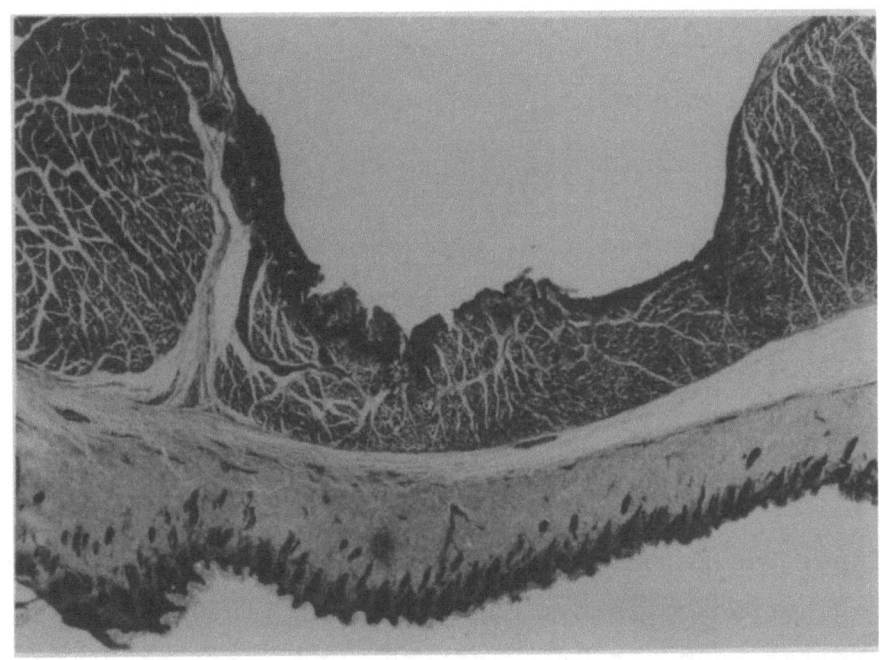

Histol. Befund: Injekt ist gegenüber der Muskulatur scharf abgesetzt. Mäßig vorhandene entzündliche Reaktion im Sinne einer kleinzelligen Infiltration der Muskulatur. In unmittelbarer Nähe des Implantats ist die Muskulatur hyalin entartet. An einigen Stellen Gewebsneubildung. Injekt teilweise umgeben von Riesenzellen.

Im Vergleich zum Füllmittel "Bayer A" zeigt der Kunststoff K 111 weitaus weniger ausgedehnte entzündliche Reaktionen.

3. Tier 279: Injekt 0,5 ccm K 111 + Katalysator + Röntgenkontrast

   Allgemeinbefinden: o.B.

   Örtlich: Nach Überwindung des Operationstraumas
   Reflexe o.B.

   Liegezeit: 26 Tage

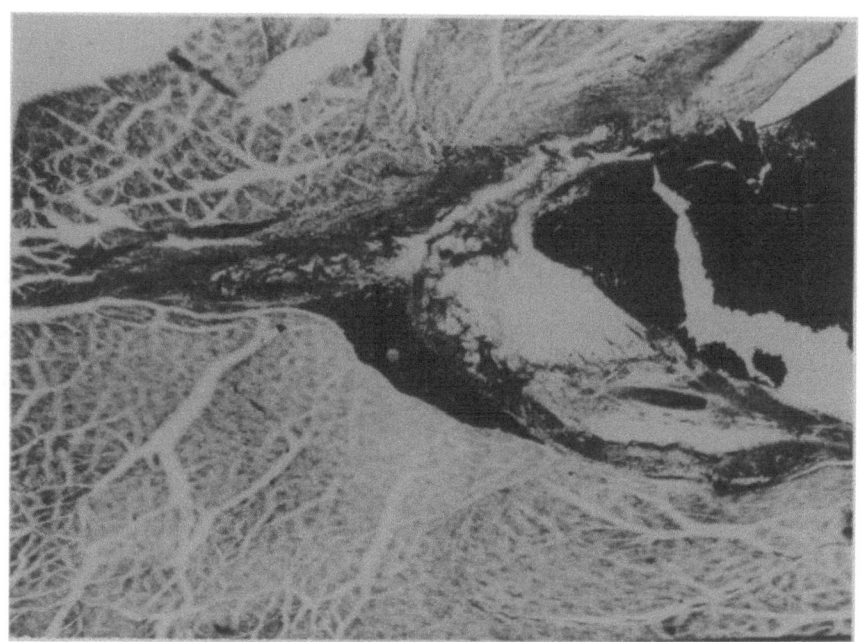

Histol. Befund: Das Material liegt etwa erbsengroß in der Muskulatur, umgeben von einer nekrotischen Muskelschicht, in deren Nachbarschaft ein mäßig breiter Saum von Granulations- und jüngerem Bindegewebe liegt. In diesem Bereich sind, besonders in der Nachbarschaft des Implantatsmaterials, zahlreiche Riesenzellen zu finden. Die entzündliche Reaktion greift an einzelnen Stellen in die Umgebung über.

4. Tier 276: Injekt 1 ccm K 111 + Katalysator + Röntgenkontrast

   Liegezeit: 26 Tage

   Allgemeinbefinden: o.B.

   Örtlich: Leichte vorübergehende Lähmung,
   Reflexe nach 4 Tagen o.B.

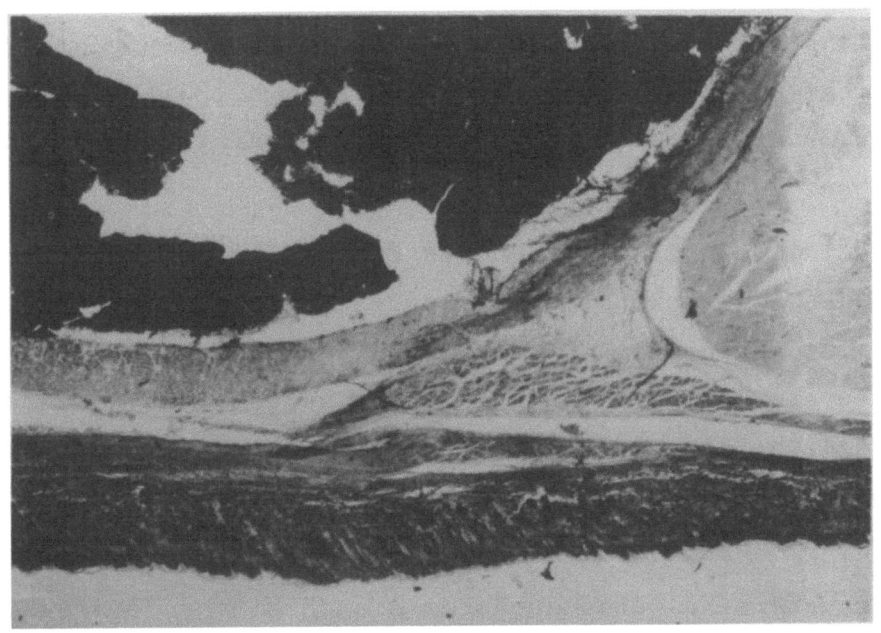

Histol. Befund: Das ungefähr bohnengroße Implantat enthält ein Kontrastmittel. Artefiziell bei der Präparation im Gewebe verschoben, läßt sich doch in nächster Narbarschaft eine nekrotische Muskelzone erkennen, die ihrerseits von einer mäßig entzündlich infiltrierten Demarkationszone umgeben ist. Die benachbarten Gefäße sind gestaut und erweitert. An einzelnen Stellen sind im Granulationsgewebe Riesenzellen nachzuweisen. Das Material erzeugt in nächster Gewebsumgebung eine leichte toxische Nekrose mit verhältnismäßig geringer entzündlicher Reaktion.

Die histologischen Untersuchungen bewiesen die relativ gute Verträglichkeit des neuen Wurzelfüllmaterials. Sie entspricht etwa der der Chloropercha, wie vergleichende Untersuchungen bewiesen haben. Klinisch erweist sich das Material ebenso gewebsfreundlich. Es wurden selbst nach massiven Überstopfungen keine Beschwerden verzeichnet.

Ein gutes Wurzelfüllmaterial soll röntgenpositiv sein, um den Grad der Abfüllung röntgenologisch kontrollieren zu können. Die meisten Füllmittel geben durch ihre eigene Röntgendichte einen genügenden Kontrast ab (z.B. Zemente), bei anderen muß ein geeignetes Kontrastmittel zugefügt werden, damit sie röntgenpositiv sind. Die Anreicherung des Kontrastmittels beträgt im allgemeinen bis zu 60 %, d.h., die Viskosität wird durch diesen Zusatz so stark erhöht, daß die meisten Wurzelfüllmittel nur in pastöser Form vorliegen.

Da die Vakuumfüllmethode ein liquides Füllmittel verlangt, erwies sich das Problem des Röntgenkontrastes als besonders schwierig. Der Kunststoff K 111 ist röntgennegativ und gegen bestimmte Zusätze empfindlich. Es mußte also ein Kontrastmittel gefunden werden, das mit diesem chemisch verträglich ist und eine so hohe Dichte besitzt, daß eine geringe Anreicherung ausreichend ist, ohne die Viskosität des Kunststoffes wesentlich zu erhöhen.

In einer Versuchsreihe wurde zunächst die chemische Verträglichkeit der bekannten Kontrastmittel mit dem Kunststoff K 111 untersucht und durch eine fotometrische Auswertung die höchste Dichte ermittelt. Die nachstehende Darstellung gibt die unterschiedliche Dichte der untersuchten Kontrastmittel wieder bei gleichen prozentualen Anteilen.

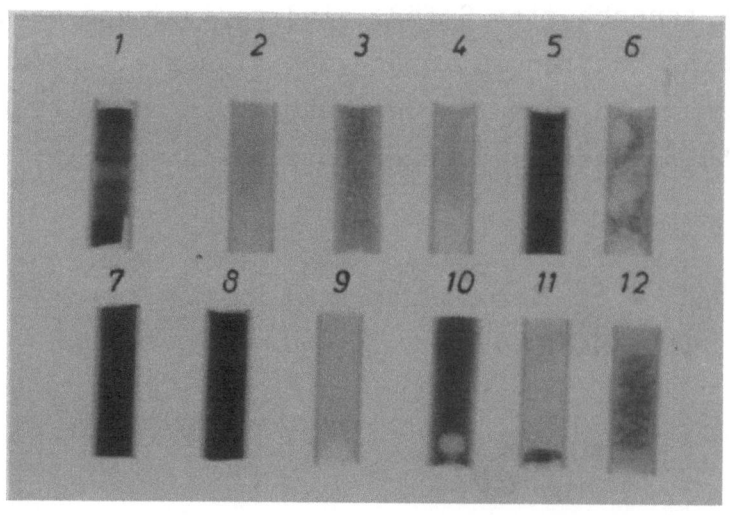

	Kontrastmittel	Chem. Verträglich-keit	Viskosität	Dichte
1.	Per-Abrodil	polymerisiert nicht	flüssig	ungenügend
2.	HgS 20 %	gut	"	"
3.	HgS 40 %	"	dickflüssig	"
4.	Ag-Colloid.	polymerisiert nicht	"	"
5.	Thoriumdioxyd (Sol)	" "	flüssig	ausreichend
6.	Tetragnost	" "	"	ungenügend
7.	Zirconocyd 30 %	gut	"	gut
8.	Zirconocyd 20 %	"	"	ausreichend
9.	Bism. nitrit	polymerisiert nicht	"	ungenügend
10.	Bariumsulfat	" "	dickflüssig	ausreichend
11.	Jodoform	" "	flüssig	ungenügend
12.	CuO	" "	dickflüssig	"

Als geeignetes Röntgenkontrastmittel erwies sich das Zirkonoxyd (Nr. 7). Dieses Mittel gab einen guten Röntgenkontrast ab, ohne daß sein Zusatz die Viskosität des Kunststoffes wesentlich erhöhte bzw. die Polymerisation störte. Die häufig in Wurzelfüllmitteln verwandten Schwermetalloxyde sind sehr unbeständig. Sie stören die Polymerisation des Kunststoffes, außerdem müßten sie so stark angereichert werden, um einen optimalen Kontrast zu erreichen, daß sie die Viskosität erheblich beeinflussen.

Nachdem sich das Zirconoxyd als ein geeignetes Kontrastmittel erwiesen hatte, wurde nach Möglichkeiten gesucht, dieses in möglichst günstiger Form dem Kunststoff zuzusetzen. Es stellte sich nämlich heraus, daß dieses Mittel sehr bald in der monomeren Flüssigkeit des K 111 sedimentiert und bei der Vakuumabfüllung zur Verstopfung der Füllwege führt. Die Versuche, ein Zircon-Sol zu entwickeln, bei dem eine Sedimentierung entfällt, scheiterten. Es war deshalb das Bestreben, die Korngröße des Zirkonoxyds stark zu vermindern, um die Sedimentierung zu verhindern.

Der Röntgenkontrast ist dem monomeren K 111 beigegeben. Vor dem Gebrauch wird das Kontrastmittel kräftig aufgeschüttelt. Durch Zugabe der beiden Katalysatoren setzt die Polymerisation nach etwa 6 - 8 Minuten ein und ist nach etwa 10 Minuten abgeschlossen. Die Polymerisationszeit kann natürlich durch Veränderung der Katalysatormenge gesteuert werden.

Die Anmischung erfolgt nach folgendem Ansatz:

>   2 ccm Monomer (K 111 + Röntgenkontrast)
> 40 mg Katalysator 3
> 40 mg Katalysator 5

Zur Vereinfachung der Anmischung wurde ein kleines Löffelchen hergestellt, das eine korrekte Abmessung des Pulvers ermöglicht.

Das Polymerisat zeichnet sich durch eine hartgummiartige Konsistenz aus. Es ist aus dem Wurzelkanal ohne große Schwierigkeiten zu entfernen. Die Längen- und Volumenschrumpfung ist geringer als bei den üblichen in der Zahlheilkunde verwandten Autopolymerisaten. Nachteilig ist allerdings, daß sich das polymerisierte Material schlecht aus der Füllapparatur entfernen läßt. Es ist deshalb die sofortige Säuberung der Apparatur nach der Abfüllung notwendig.

6. Ergebnis der Untersuchungen und kritische Stellungnahme zur Anwendung der Vakuum-Wurzelbehandlung

Die Vakuum-Wurzelbehandlung hatte zum Ziel, die Schwierigkeiten der bisher üblichen Methoden zu verringern, die Behandlungszeit zu verkürzen und günstigere therapeutische Resultate zu erreichen.

Die Methode wurde aus der Vorstellung entwickelt, daß man mit Hilfe des Vakuums alle Hohlräume des Zahnes füllen kann, sofoern sie nur mit dem Wurzelkanal kommunizieren. Sie ist also von einer optimalen Aufbereitung weitgehend unabhängig. Flüssige und gasförmige Desinfektionsmittel können unter Ausnutzung des Vakuums in die feinsten Spalträume des Wurzelkanals vordringen und so eine bedeutend intensivere Desinfektionswirkung hervorrufen. Schließlich kann ein geeignetes flüssiges Füllmittel viel weiter in das Kanalsystem eindringen, ohne durch strukturelle Schwierigkeiten (Abkrümmungen, Verengungen) oder Luftpolster gehemmt zu werden.

Die Vorversuche ermutigten diese These, da selbst meterlange feinste Glaskapillaren in Sekundenschnelle abgefüllt werden konnten.

Die Untersuchungen an extrahierten trockenen Zähnen erzielten ebenso günstige wie hoffnungsvolle Ergebnisse. Es wurde dabei bewußt auf eine optimale Aufbereitung der Wurzelkanäle verzichtet, um die Möglichkeiten und Grenzen der Vakuum-Methode zu erkennen. Die nach der Exstirpation des Zahnmarks durchgeführten Abfüllungen unter Vakuum mittels Farblösungen bewiesen die Überlegenheit dieser Methode, da festzustellen war, daß flüssige Mittel unter Ausnutzung des Vakuums bedeutend intensiver in das Kanalsystem vordringen. Es war also eine starke Intensivierung der Kanaldesinfektion zu erwarten.

Das Gleiche bestätigte sich bei den Untersuchungen über eine Möglichkeit der Vakuum-Begasung.

Die bessere Penetration von Chlorgas unter der Vakuumapplikation wurde an über 100 mischinfizierten Zähnen erprobt und bewiesen.

Auch die endgültige Abfüllung der <u>trockenen</u> Wurzelkanäle bot keine Schwierigkeiten.

Der auf die guten Resultate der Voruntersuchungen gestützte Optimismus erlitt bei den nachfolgenden Patientenversuchen eine gewisse Einbuße, da sich völlig neue Perspektiven ergaben. Neben der schwierigeren Abdichtung der Zähne im Munde ist vor allen Dingen ein Faktor von entscheidender Bedeutung, daß der Zahn im Munde nie restlos ausgetrocknet werden kann. Durch die im Kanalinneren restierende Feuchtigkeit entsteht unter Vakuum bei $36°$ Körpertemperatur ein Dampfdruck von 44,5 Torr, der eine völlige Evakuierung nicht zuläßt. Das heißt, es bleibt ein Restvolumen übrig, das zwischen 1/20 des Ursprungsvolumens und dem Volumen liegt, welches dem vollkommen kondensierten Wasserdampf entspricht. Wenn man für den ganzen Füllweg (Steigrohr, Schlauchleitung, Kanalsystem) ein Durchschnittsvolumen von 60 mm^3 annimmt, so beträgt der ungefüllte Raum maximal 3,6 mm^3, minimal $2,5 \times 10^{-3}$ mm^3. Diese Werte entsprechen etwa den gefundenen Füllresultaten.

Zur Überwindung dieser Schwierigkeiten und zur Verbesserung der Füllergebnisse wurde im Anschluß an die Abfüllung mit dem Kolbendruck einer Injektionsspritze der Kunststoff nachgepreßt und bis zum Abschluß der Polymerisation unter Druck belassen. Dadurch erreicht man ein tieferes Eindringen des Mittels in den Wurzelkanal und günstigere Polymerisationsbedingungen. Bei etwa 60 - 65 % der behandelten Fälle wurden Unterfüllungen beobachtet, die einmal durch die bewußt geringe Aufbereitung der Kanäle, dann aber auch durch oben erwähnte Hindernisse bedingt waren.

Zur Kritik der Vakuum-Wurzelbehandlungsmethode muß folgendes festgestellt werden:

Die Erwartungen, die an diese neuartige Behandlungsmethode gestellt worden waren, haben sich nicht erfüllt. Als Vorteil der Vakuumethode muß die bessere Kanaldesinfektion angesehen werden. Die Möglichkeit, den Wurzelkanal unter vollkommenen Abschluß zur Mundhöhle hin (Reinfektion) zu desinfizieren und anschließend abzufüllen, stellt ein weiteres Positivum dieser Methode dar. Die Abfüllergebnisse sind sehr unterschiedlich. Der Erfolg einer guten Abfüllung erhöht sich mit dem Grad der Aufbereitung der Wurzelkanäle.

Die Frage, ob nach einer gründlichen Desinfektion des Kanalsystems auf eine absolute Abfüllung verzichtet werden kann, wird allerdings unterschiedlich beurteilt. Man sollte jedoch, ob man die Gefahr der toten Räume im Zahn anerkennt oder nicht, in jedem Fall eine optimale Anfüllung anstreben.

Nach dem jetzigen Stand der Untersuchungen scheint es zweifelhaft, ob die Vakuum-Methode, von der Desinfektion abgesehen, eine bedeutende Verbesserung der Wurzeltherapie darstellt. Bevor nicht an einem großen Untersuchungsmaterial (etwa 2 - 3000 Fälle) die wirkliche Überlegenheit dieser Methode erwiesen ist und der Erfolg über etwa 2 Jahre kontrolliert wurde, kann die Vakuum-Wurzelbehandlung nicht als praxisreif bezeichnet werden.

        Prof. Dr. med. Dr. med. dent. Gustav KORKHAUS, Bonn
        Dr. med. dent. Rudolf ALFTER, Bonn

7. Literaturverzeichnis

FECHTER	Ergebnisse von mehreren Tausend in der freien Praxis nach wissenschaftlich anerkannten Methoden durchgeführten Wurzelbehandlungen. DZZ 1955 H. 23
GERKE	Ist die Behandlung des gangränösen Wurzelkanals erfolgreich durchzuführen? DZZ 1955, H. 23
HARNDT	Histologische und bakteriologische Grundlagen für die Behandlung gangränöser Wurzelkanäle. DZZ 1948, H. 3/4
HARNISCH	Neue Wege der antibiotischen Wurzelbehandlung. DZZ 1955, H. 23
MEYER, W. und E. SCHEELE	Die Anatomie der Wurzelkanäle. DZZ 1945, H. 9
PLATHNER	Ist die Behandlung des gangränösen Wurzelkanals erfolgreich durchzuführen? DZZ 1955, H. 23
ROTTKE	Untersuchungen zur medikamentösen Behandlung des gangränösen Wurzelkanals. DZZ 1955, H. 23
SCHUBERT	Über die Gewebsverträglichkeit einiger Kunstharzwurzelfüllmittel. DZZ 1954, H. 5
WEIGELE	Chlorgastherapie chronischer geschlossener und fistelnder Infektionsherde. DZZ 1948, H. 3/4

WINKLMAIR — Grundsätzliche Fragen zum Problem der Wurzelfüllung bei der Radikaloperation der chronischen Paradontitis.
DZZ 1948, H. 1/3

FORSCHUNGSBERICHTE DES WIRTSCHAFTS- UND VERKEHRSMINISTERIUMS NORDRHEIN-WESTFALEN

Herausgegeben von Staatssekretär Prof. Dr. h. c. Leo Brandt

HEFT 1
Prof. Dr.-Ing. E. Flegler, Aachen
Untersuchungen oxydischer Ferromagnet-Werkstoffe
1952, 20 Seiten, DM 6,75

HEFT 2
Prof. Dr. W. Fuchs, Aachen
Untersuchungen über absatzfreie Teeröle
1952, 32 Seiten, 5 Abb., 6 Tabellen, DM 10,—

HEFT 3
Techn.-Wissenschaftl. Büro für die Bastfaserindustrie, Bielefeld
Untersuchungsarbeiten zur Verbesserung des Leinenwebstuhls
1952, 44 Seiten, 7 Abb., 3 Tabellen, DM 12,50

HEFT 4
Prof. Dr. E. A. Müller und Dipl.-Ing. H. Spitzer, Dortmund
Untersuchungen über die Hitzebelastung in Hüttenbetrieben
1952, 28 Seiten, 5 Abb., 1 Tabelle, DM 9,—

HEFT 5
Dipl.-Ing. W. Fister, Aachen
Prüfstand der Turbinenuntersuchungen
1952, 40 Seiten, 30 Abb., 3 Schaltbilder, DM 1,—

HEFT 6
Prof. Dr. W. Fuchs, Aachen
Untersuchungen über die Zusammensetzung und Verwendbarkeit von Schwelteerfraktionen
1952, 36 Seiten, DM 10,50

HEFT 7
Prof. Dr. W. Fuchs, Aachen
Untersuchungen über emsländisches Petrolatum
1952, 36 Seiten, 1 Abb., 17 Tabellen, DM 10,50

HEFT 8
M. E. Meffert und H. Stratmann, Essen
Algen-Großkulturen im Sommer 1951
1953, 52 Seiten, 4 Abb., 20 Tabellen, DM 9,75

HEFT 9
Techn.-Wissenschaftl. Büro für die Bastfaserindustrie, Bielefeld
Untersuchungen über die zweckmäßige Wicklungsart von Leinengarnkreuzspulen unter Berücksichtigung der Anwendung hoher Geschwindigkeiten des Garnes
Vorversuche für Zetteln und Schären von Leinengarnen auf Hochleistungsmaschinen
1952, 48 Seiten, 7 Abb., 7 Tabellen, DM 9,25

HEFT 10
Prof. Dr. W. Vogel, Köln
„Das Streifenpaar" als neues System zur mechanischen Vergrößerung kleiner Verschiebungen und seine technischen Anwendungsmöglichkeiten
1953, 20 Seiten, 6 Abb., DM 4,50

HEFT 11
Laboratorium für Werkzeugmaschinen und Betriebslehre, Technische Hochschule Aachen
1. Untersuchungen über Metallbearbeitung im Fräsvorgang mit Hartmetallwerkzeugen und negativen Spanwinkel
2. Weiterentwicklung des Schleifverfahrens für die Herstellung von Präzisionswerkstücken unter Vermeidung hoher Temperaturen
3. Untersuchung von Oberflächenveredlungsverfahren zur Steigerung der Belastbarkeit hochbeanspruchter Bauteile
1953, 80 Seiten, 61 Abb., DM 15,75

HEFT 12
Elektrowärme-Institut, Langenberg (Rhld.)
Induktive Erwärmung mit Netzfrequenz
1952, 22 Seiten, 6 Abb., DM 5,20

HEFT 13
Techn.-Wissenschaftl. Büro für die Bastfaserindustrie, Bielefeld
Das Naßspinnen von Bastfasergarnen mit chemischen Zusätzen zum Spinnbad
1953, 52 Seiten, 4 Abb., 19 Tabellen, DM 10,—

HEFT 14
Forschungsstelle für Acetylen, Dortmund
Untersuchungen über Aceton als Lösungsmittel für Acetylen
1952, 64 Seiten, 10 Abb., 26 Tabellen, DM 12,25

HEFT 15
Wäschereiforschung Krefeld
Trocknen von Wäschestoffen
1953, 48 Seiten, 14 Abb., 2 Tabellen, DM 9,—

HEFT 16
Max-Planck-Institut für Kohlenforschung, Mülheim a. d. Ruhr
Arbeiten des MPI für Kohlenforschung
1953, 104 Seiten, 9 Abb., DM 17,80

HEFT 17
Ingenieurbüro Herbert Stein, M.-Gladbach
Untersuchung der Verzugsvorgänge in den Streckwerken verschiedener Spinnereimaschinen. 1. Bericht: Vergleichende Prüfung mit verschiedenen Dickenmeßgeräten
1952, 36 Seiten, 15 Abb., DM 8,—

HEFT 18
Wäschereiforschung Krefeld
Grundlagen zur Erfassung der chemischen Schädigung beim Waschen
1953, 68 Seiten, 15 Abb., 15 Tabellen, DM 12,75

HEFT 19
Techn.-Wissenschaftl. Büro für die Bastfaserindustrie, Bielefeld
Die Auswirkung des Schlichtens von Leinengarnketten auf den Verarbeitungswirkungsgrad, sowie die Festigkeit und Dehnungsverhältnisse der Garne und Gewebe
1953, 48 Seiten, 1 Abb., 9 Tabellen, DM 9,—

HEFT 20
Techn.-Wissenschaftl. Büro für die Bastfaserindustrie, Bielefeld
Trocknung von Leinengarnen I
Vorgang und Einwirkung auf die Garnqualität
1953, 62 Seiten, 18 Abb., 5 Tabellen, DM 12,—

HEFT 21
Techn.-Wissenschaftl. Büro für die Bastfaserindustrie, Bielefeld
Trocknung von Leinengarnen II
Spulenanordnung und Luftführung beim Trocknen von Kreuzspulen
1953, 66 Seiten, 22 Abb., 9 Tabellen, DM 13,—

HEFT 22
Techn.-Wissenschaftl. Büro für die Bastfaserindustrie, Bielefeld
Die Reparaturanfälligkeit von Webstühlen
1953, 28 Seiten, 7 Abb., 5 Tabellen, DM 5,80

HEFT 23
Institut für Starkstromtechnik, Aachen
Rechnerische und experimentelle Untersuchungen zur Kenntnis der Metadyne als Umformer von konstanter Spannung auf konstanten Strom
1953, 52 Seiten, 20 Abb., 4 Tafeln, DM 9,75

HEFT 24
Institut für Starkstromtechnik, Aachen
Vergleich verschiedener Generator-Metadyne-Schaltungen in bezug auf statisches Verhalten
1952, 44 Seiten, 23 Abb., DM 8,50

HEFT 25
Gesellschaft für Kohlentechnik mbH., Dortmund-Eving
Struktur der Steinkohlen und Steinkohlen-Kokse
1953, 58 Seiten, DM 11,—

HEFT 26
Techn.-Wissenschaftl. Büro für die Bastfaserindustrie, Bielefeld
Vergleichende Untersuchungen zweier neuzeitlicher Ungleichmäßigkeitsprüfer für Bänder und Garne hinsichtlich ihrer Eignung für die Bastfaserspinnerei
1953, 64 Seiten, 30 Abb., DM 12,50

HEFT 27
Prof. Dr. E. Schratz, Münster
Untersuchungen zur Rentabilität des Arzneipflanzenanbaues Römische Kamille, Anthemis nobilis L.
1953, 16 Seiten, 1 Tabelle, DM 3,60

HEFT 28
Prof. Dr. E. Schratz, Münster
Calendula officinalis L. Studien zur Ernährung, Blütenfüllung und Rentabilität der Drogengewinnung
1953, 24 Seiten, 2 Abb., 3 Tabellen, DM 5,20

HEFT 29
Techn.-Wissenschaftl. Büro für die Bastfaserindustrie, Bielefeld
Die Ausnützung der Leinengarne in Geweben
1953, 100 Seiten, 14 Abb., 10 Tabellen, DM 17,80

HEFT 30
Gesellschaft für Kohlentechnik mbH., Dortmund-Eving
Kombinierte Entaschung und Verschwelung von Steinkohle; Aufarbeitung von Steinkohlenschlämmen zu verkokbarer oder verschwelbarer Kohle
1953, 56 Seiten, 16 Abb., 10 Tabellen, DM 10,50

HEFT 31
Dipl.-Ing. A. Stormanns, Essen
Messung des Leistungsbedarfs von Doppelsteg-Kettenförderern
1954, 54 Seiten, 18 Abb., 3 Anlagen, DM 11,—

HEFT 32
Techn.-Wissenschaftl. Büro für die Bastfaserindustrie, Bielefeld
Der Einfluß der Natriumchloridbleiche auf Qualität und Verwebbarkeit von Leinengarnen und die Eigenschaften der Leinengewebe unter besonderer Berücksichtigung des Einsatzes von Schützen- und Spulenwechselautomaten in der Leinenweberei
1953, 64 Seiten, 2 Abb., 12 Tabellen, DM 11,50

HEFT 33
Kohlenstoffbiologische Forschungsstation e. V.
Eine Methode zur Bestimmung von Schwefeldioxyd und Schwefelwasserstoff in Rauchgasen und in der Atmosphäre
1953, 32 Seiten, 8 Abb., 3 Tabellen, DM 6,50

HEFT 34
Textilforschungsanstalt Krefeld
Quellungs- und Entquellungsvorgänge bei Faserstoffen
1953, 52 Seiten, 13 Abb., 13 Tabellen, DM 9,80

WESTDEUTSCHER VERLAG · KÖLN UND OPLADEN

HEFT 35
Professor Dr. W. Kast, Krefeld
Feinstrukturuntersuchungen an künstlichen Zellulosefasern verschiedener Herstellungsverfahren. Teil I: Der Orientierungszustand
1953, 74 Seiten, 30 Abb., 7 Tabellen, DM 13,80

HEFT 36
Forschungsinstitut der feuerfesten Industrie, Bonn
Untersuchungen über die Trocknung von Rohton
Untersuchungen über die chemische Reinigung von Silika- und Schamotte-Rohstoffen mit chlorhaltigen Gasen
1953, 60 Seiten, 5 Abb., 5 Tabellen, DM 11,—

HEFT 37
Forschungsinstitut der feuerfesten Industrie, Bonn
Untersuchungen über den Einfluß der Probenvorbereitung auf die Kaltdruckfestigkeit feuerfester Steine
1953, 40 Seiten, 2 Abb., 5 Tabellen, DM 7,80

HEFT 38
Forschungsstelle für Acetylen, Dortmund
Untersuchungen über die Trocknung von Acetylen zur Herstellung von Dissousgas
1953, 36 Seiten, 11 Abb., 3 Tabellen, DM 6,80

HEFT 39
Forschungsgesellschaft Blechverarbeitung e. V., Düsseldorf
Untersuchungen an prägegemusterten und vorgelochten Blechen
1953, 46 Seiten, 34 Abb., DM 9,50

HEFT 40
Landesgeologe Dr.-Ing. W. Wolff,
Amt für Bodenforschung, Krefeld
Untersuchungen über die Anwendbarkeit geophysikalischer Verfahren zur Untersuchung von Spateisengängen im Siegerland
1953, 46 Seiten, 8 Abb., DM 9,80

HEFT 41
Techn.-Wissenschaftl. Büro für die Bastfaserindustrie, Bielefeld
Untersuchungsarbeiten zur Verbesserung des Leinenwebstuhles II
1953, 40 Seiten, 4 Abb., 5 Tabellen, DM 7,80

HEFT 42
Professor Dr. B. Helferich, Bonn
Untersuchungen über Wirkstoffe — Fermente — in der Kartoffel und die Möglichkeit ihrer Verwendung
1953, 58 Seiten, 9 Abb., DM 11,—

HEFT 43
Forschungsgesellschaft Blechverarbeitung e. V., Düsseldorf
Forschungsergebnisse über das Beizen von Blechen
1953, 48 Seiten, 38 Abb., 2 Tabellen, DM 11,30

HEFT 44
Arbeitsgemeinschaft für praktische Dehnungsmessung, Düsseldorf
Eigenschaften und Anwendungen von Dehnungsmeßstreifen
1953, 68 Seiten, 43 Abb., 2 Tabellen, DM 13,70

HEFT 45
Losenhausenwerk Düsseldorfer Maschinenbau AG., Düsseldorf
Untersuchungen von störenden Einflüssen auf die Lastgrenzenanzeige von Dauerschwingprüfmaschinen
1953, 36 Seiten, 11 Abb., 3 Tabellen, DM 7,25

HEFT 46
Prof. Dr. W. Fuchs, Aachen
Untersuchungen über die Aufbereitung von Wasser für die Dampferzeugung in Benson-Kesseln
1953, 58 Seiten, 18 Abb., 9 Tabellen, DM 11,20

HEFT 47
Prof. Dr.-Ing. K. Krekeler, Aachen
Versuche über die Anwendung der induktiven Erwärmung zum Sintern von hochschmelzenden Metallen sowie zur Anlegierung und Vergütung von aufgespritzten Metallschichten mit dem Grundwerkstoff
1954, 66 Seiten, 39 Abb., DM 13,90

HEFT 48
Max-Planck-Institut für Eisenforschung, Düsseldorf
Spektrochemische Analyse der Gefügebestandteile in Stählen nach ihrer Isolierung
1953, 38 Seiten, 8 Abb., 5 Tabellen, DM 7,80

HEFT 49
Max-Planck-Institut für Eisenforschung, Düsseldorf
Untersuchungen über Ablauf der Desoxydation und die Bildung von Einschlüssen in Stählen
1953, 52 Seiten, 19 Abb., 3 Tabellen, DM 12,40

HEFT 50
Max-Planck-Institut für Eisenforschung, Düsseldorf
Flammenspektralanalytische Untersuchung der Ferritzusammensetzung in Stahlen
1953, 44 Seiten, 15 Abb., 4 Tabellen, DM 8,60

HEFT 51
Verein zur Förderung von Forschungs- und Entwicklungsarbeiten in der Werkzeugindustrie e. V., Remscheid
Untersuchungen an Kreissageblattern für Holz, Fehler- und Spannungsprüfverfahren
1953, 50 Seiten, 23 Abb., DM 10,—

HEFT 52
Forschungsstelle für Acetylen, Dortmund
Untersuchungen über den Umsatz bei der explosiblen Zersetzung von Azetylen
 a) Zersetzung von gasformigem Azetylen
 b) Zersetzung von an Silikagel absorbiertem Azetylen
1954, 48 Seiten, 8 Abb., 10 Tabellen, DM 9,25

HEFT 53
Professor Dr.-Ing. H. Opitz, Aachen
Reibwert und Verschleißmessungen an Kunststoffgleitführungen für Werkzeugmaschinen
1954, 38 Seiten, 18 Abb., DM 8,20

HEFT 54
Professor Dr.-Ing. F. A. F. Schmidt, Aachen
Schaffung von Grundlagen für die Erhohung der spez. Leistung und Herabsetzung des spez. Brennstoffverbrauches bei Ottomotoren mit Teilbericht über Arbeiten an einem neuen Einspritzverfahren
1954, 34 Seiten, 15 Abb., DM 7,40

HEFT 55
Forschungsgesellschaft Blechverarbeitung e. V., Düsseldorf
Chemisches Glänzen von Messing und Neusilber
1954, 50 Seiten, 21 Abb., 1 Tabelle, DM 10,20

HEFT 56
Forschungsgesellschaft Blechverarbeitung e. V., Düsseldorf
Untersuchungen über einige Probleme der Behandlung von Blechoberflächen
1954, 52 Seiten, 42 Abb., DM 11,20

HEFT 57
Prof. Dr.-Ing. F. A. F. Schmidt, Aachen
Untersuchungen zur Erforschung des Einflusses des chemischen Aufbaues des Kraftstoffes auf sein Verhalten im Motor und in Brennkammern von Gasturbinen
1954, 70 Seiten, 32 Abb., DM 14,60

HEFT 58
Gesellschaft für Kohlentechnik mbH., Dortmund
Herstellung und Untersuchung von Steinkohlenschwelteer
1954, 74 Seiten, 9 Abb., 9 Tabellen, DM 13,75

HEFT 59
Forschungsinstitut der Feuerfest-Industrie e. V., Bonn
Ein Schnellanalysenverfahren zur Bestimmung von Aluminiumoxyd, Eisenoxyd und Titanoxyd in feuerfestem Material mittels organischer Farbreagenzien auf photometrischem Wege
Untersuchungen des Alkali-Gehaltes feuerfester Stoffe mit dem Flammenphotometer nach Riehm-Lange
1954, 62 Seiten, 12 Abb., 3 Tabellen, DM 11,60

HEFT 60
Forschungsgesellschaft Blechverarbeitung e. V., Düsseldorf
Untersuchungen über das Spritzlackieren im elektrostatischen Hochspannungsfeld
1954, 82 Seiten, 53 Abb., 7 Tabellen, DM 17,—

HEFT 61
Verein zur Förderung von Forschungs- und Entwicklungsarbeiten in der Werkzeugindustrie e. V., Remscheid
Schwingungs- und Arbeitsverhalten von Kreissageblattern für Holz
1954, 54 Seiten, 31 Abb., DM 11,40

HEFT 62
Professor Dr. W. Franz, Institut für theoretische Physik der Universität Münster
Berechnung des elektrischen Durchschlags durch feste und flüssige Isolatoren
1954, 36 Seiten, DM 7,—

HEFT 63
Textilforschungsanstalt Krefeld
Neue Methoden zur Untersuchung der Wirkungsweise von Textilhilfsmitteln
Untersuchungen über Schlichtungs- und Entschlichtungsvorgänge
1954, 34 Seiten, 1 Abb., 5 Tabellen, DM 6,80

HEFT 64
Textilforschungsanstalt Krefeld
Die Kettenlängenverteilung von hochpolymeren Faserstoffen
Über die fraktionierte Fällung von Polyamiden
1954, 44 Seiten, 13 Abb., DM 8,60

HEFT 65
Fachverband Schneidwarenindustrie, Solingen
Untersuchungen über das elektrolytische Polieren von Tafelmesserklingen aus rostfreiem Stahl
1954, 90 Seiten, 38 Abb., 9 Tabellen, DM 17,35

HEFT 66
Dr.-Ing. P. Fusgen VDI †, Düsseldorf
Untersuchungen über das Auftreten des Ratterns bei selbsthemmenden Schneckengetrieben und seine Verhütung
1954, 32 Seiten, 5 Abb., DM 6,60

HEFT 67
Heinrich Wösthoff o. H. G., Apparatebau, Bochum
Entwicklung einer chemisch-physikalischen Apparatur zur Bestimmung kleinster Kohlenoxyd-Konzentrationen
1954, 94 Seiten, 48 Abb., 2 Tabellen, DM 18,25

HEFT 68
Kohlenstoffbiologische Forschungsstation e. V., Essen
Algengroßkulturen im Sommer 1952
II. Über die unsterile Großkultur von Scenedesmus obliquus
1954, 62 Seiten, 3 Abb., 29 Tabellen, DM 11,40

HEFT 69
Wäschereiforschung Krefeld
Bestimmung des Faserabbaues bei Leinen unter besonderer Berücksichtigung der Leinengarnbleiche
1954, 48 Seiten, 15 Abb., 3 Tabellen, DM 9,60

HEFT 70
Waschereiforschung Krefeld
Trocknen von Wäschestoffen
1954, 52 Seiten, 18 Abb., 3 Tabellen, DM 10,—

HEFT 71
Prof. Dr.-Ing. K. Leist, Aachen
Kleingasturbinen, insbesondere zum Fahrzeugantrieb
1954, 114 Seiten, 85 Abb., DM 22,—

HEFT 72
Prof. Dr.-Ing. K. Leist, Aachen
Beitrag zur Untersuchung von stehenden geraden Turbinengittern mit Hilfe von Druckverteilungsmessungen
1954, 152 Seiten, 111 Abb., DM 36,20

HEFT 73
Prof. Dr.-Ing. K. Leist, Aachen
Spannungsoptische Untersuchungen von Turbinenschaufelfußen
1954, 66 Seiten, 46 Abb., 2 Tabellen, DM 14,60

HEFT 74
Max-Planck-Institut für Eisenforschung, Düsseldorf
Versuche zur Klarung des Umwandlungsverhaltens eines sonderkarbidbildenden Chromstahls
1954, 58 Seiten, 10 Abb., DM 14,—

HEFT 75
Max-Planck-Institut für Eisenforschung, Düsseldorf
Zeit-Temperatur-Umwandlungs-Schaubilder als Grundlage der Warmebehandlung der Stähle
1954, 44 Seiten, 13 Abb., DM 8,70

HEFT 76
Max-Planck-Institut für Arbeitsphysiologie, Dortmund
Arbeitstechnische und arbeitsphysiologische Rationalisierung von Mauersteinen
1954, 52 Seiten, 12 Abb., 3 Tabellen, DM 10,20

HEFT 77
Meteor Apparatebau Paul Schmeck GmbH., Siegen
Entwicklung von Leuchtstoffröhren hoher Leistung
1954, 46 Seiten, 12 Abb., 2 Tabellen, DM 9,15

HEFT 78
Forschungsstelle für Acetylen, Dortmund
Über die Zustandsgleichung des gasformigen Acetylens und das Gleichgewicht Acetylen — Aceton
1954, 42 Seiten, 3 Abb., 8 Tabellen, DM 8,—

HEFT 79
Techn.-Wissenschaftl. Büro für die Bastfaserindustrie, Bielefeld
Trocknung von Leinengarnen III
Spinnspulen- und Spinnkopstrocknung
Vorgang und Einwirkung auf die Garnqualitat
1954, 74 Seiten, 18 Abb., 10 Tabellen, DM 14,—

HEFT 80
Techn.-Wissenschaftl. Büro für die Bastfaserindustrie, Bielefeld
Die Verarbeitung von Leinengarn auf Webstühlen mit und ohne Oberbau
1954, 30 Seiten, 2 Abb., 2 Tabellen, DM 6,—

HEFT 81
Prüf- und Forschungsinstitut für Ziegeleierzeugnisse, Essen-Kray
Die Einführung des großformatigen Einheits-Gitterziegels im Lande Nordrhein-Westfalen
1954, 54 Seiten, 2 Abb., 2 Tabellen, DM 10,—

HEFT 82
Vereinigte Aluminium-Werke AG., Bonn
Forschungsarbeiten auf dem Gebiet der Veredelung von Aluminium-Oberflächen
1954, 46 Seiten, 34 Abb., DM 9,60

HEFT 83
Prof. Dr. S. Strugger, Münster
Über die Struktur der Proplastiden
1954, 30 Seiten, 15 Abb., DM 8,40

HEFT 84
Dr. H. Baron, Düsseldorf
Über Standardisierung von Wundtextilien
1954, 32 Seiten, DM 6,40

HEFT 85
Textilforschungsanstalt Krefeld
Physikalische Untersuchungen an Fasern, Fäden, Garnen und Geweben:
Untersuchungen am Knickscheuergerät nach Weltzien
1954, 40 Seiten, 11 Abb., 8 Tabellen, DM 10,—

HEFT 86
Prof. Dr.-Ing. H. Opitz, Aachen
Untersuchungen über das Fräsen von Baustahl sowie über den Einfluß des Gefüges auf die Zerspanbarkeit
1954, 108 Seiten, 73 Abb., 7 Tabellen, DM 22,—

HEFT 87
Gemeinschaftsausschuß Verzinken, Düsseldorf
Untersuchungen über Güte von Verzinkungen
1954, 68 Seiten, 56 Abb., 3 Tabellen, DM 15,30

HEFT 88
Gesellschaft für Kohlentechnik mbH., Dortmund-Eving
Oxydation von Steinkohle mit Salpetersäure
1954, 62 Seiten, 2 Abb., 1 Tabelle, DM 11,50

HEFT 89
Verein Deutscher Ingenieure, Gleitlagerforschung, Düsseldorf und Prof. Dr.-Ing. G. Vogelpohl, Göttingen
Versuche mit Preßstoff-Lagern für Walzwerke
1954, 70 Seiten, 34 Abb., DM 14,10

HEFT 90
Forschungs-Institut der Feuerfest-Industrie, Bonn
Das Verhalten von Silikasteinen im Siemens-Martin-Ofengewölbe
1954, 62 Seiten, 15 Abb., 11 Tabellen, DM 11,90

HEFT 91
Forschungs-Institut der Feuerfest-Industrie, Bonn
Untersuchungen des Zusammenhangs zwischen Leistung und Kohlenverbrauch von Kammeröfen zum Brennen von feuerfesten Materialien
1954, 42 Seiten, 6 Abb., DM 8,30

HEFT 92
Techn.-Wissenschaftl. Büro für die Bastfaserindustrie, Bielefeld und Laboratorium für textile Meßtechnik, M.-Gladbach
Messungen von Vorgängen am Webstuhl
1954, 76 Seiten, 45 Abb., DM 15,50

HEFT 93
Prof. Dr. W. Kast, Krefeld
Spinnversuche zur Strukturerfassung künstlicher Zellulosefasern
1954, 82 Seiten, 39 Abb., 6 Tabellen, DM 16,—

HEFT 94
Prof. Dr. G. Winter, Bonn
Die Heilpflanzen des MATTHIOLUS (1611) gegen Infektionen der Harnwege und Verunreinigung der Wunden bzw. zur Förderung der Wundheilung im Lichte der Antibiotikaforschung
1954, 58 Seiten, 1 Abb., 2 Tabellen, DM 11,50

HEFT 95
Prof. Dr. G. Winter, Bonn
Untersuchungen über die flüchtigen Antibiotika aus der Kapuziner- (Tropaeolum maius) und Gartenkresse (Lepidium sativum) und ihr Verhalten im menschlichen Körper bei Aufnahme von Kapuziner- bzw. Gartenkressensalat per os
1955, 74 Seiten, 9 Abb., 25 Tabellen, DM 14,—

HEFT 96
Dr.-Ing. P. Koch, Dortmund
Austritt von Exoelektronen aus Metalloberflächen unter Berücksichtigung der Verwendung des Effektes für die Materialprüfung
1954, 34 Seiten, 13 Abb., DM 7,—

HEFT 97
Ing. H. Stein, Laboratorium für textile Meßtechnik, M.-Gladbach
Untersuchung der Verzugsvorgänge an den Streckwerken verschiedener Spinnereimaschinen
2. Bericht: Ermittlung der Haft-Gleiteigenschaften von Faserbändern und Vorgarnen
1955, 98 Seiten, 54 Abb., DM 21,—

HEFT 98
Fachverband Gesenkschmieden, Hagen
Die Arbeitsgenauigkeit beim Gesenkschmieden unter Hämmern
1955, 132 Seiten, 55 Abb., 9 Tabellen, DM 24,75

HEFT 99
Prof. Dr.-Ing. G. Garbotz, Aachen
Der Kraft- und Arbeitsaufwand sowie die Leistungen beim Biegen von Bewehrungsstählen in Abhängigkeit von den Abmessungen, den Formen und der Güte der Stähle (Ermittlung von Leistungsrichtlinien)
1955, 136 Seiten, 53 Abb., 3 Anlagen, 18 Tabellen, DM 30,—

HEFT 100
Prof. Dr.-Ing. H. Opitz, Aachen
Untersuchungen von elektrischen Antrieben, Steuerungen und Regelungen an Werkzeugmaschinen
1955, 166 Seiten, 71 Abb., 3 Tabellen, DM 31,30

HEFT 101
Prof. Dr.-Ing. H. Opitz, Aachen
Wirtschaftlichkeitsbetrachtungen beim Außenrundschleifen
1955, 100 Seiten, 56 Abb., 3 Tabellen, DM 19,30

HEFT 102
Dr. P. Hölemann, Ing. R. Hasselmann und Ing. G. Dix, Dortmund
Untersuchungen über die thermische Zündung von explosiblen Acetylenzersetzungen in Kapillaren
1954, 44 Seiten, 5 Abb., 4 Tabellen, DM 8,60

HEFT 103
Prof. Dr. W. Weizel, Bonn
Durchführung von experimentellen Untersuchungen über den zeitlichen Ablauf von Funken in komprimierten Edelgasen sowie zu deren mathematischen Berechnung
1955, 46 Seiten, 12 Abb., DM 9,10

HEFT 104
Prof. Dr. W. Weizel, Bonn
Über den Einfluß der Elektroden auf die Eigenschaften von Cadmium-Sulfid-Widerstands-Photozellen
1955, 48 Seiten, 12 Abb., DM 9,45

HEFT 105
Dr.-Ing. R. Meldau, Harsewinkel/Westf.
Auswertung von Gekörn — Analysen des Musterstaubes „Flugasche Fortuna I"
1955, 42 Seiten, 14 Abb., DM 8,50

HEFT 106
ORR. Dr.-Ing. W. Küch, Dortmund
Untersuchungen über die Einwirkung von feuchtigkeitsgesättigter Luft auf die Festigkeit von Leimverbindungen
1954, 60 Seiten, 10 Abb., 6 Tabellen, DM 11,40

HEFT 107
Prof. Dr. H. Lange und Dipl.-Phys. P. St. Pütter, Köln
Über die Konstruktion von Laboratoriumsmagneten
1955, 66 Seiten, 19 Abb., 1 Tabelle, DM 12,30

HEFT 108
Prof. Dr. W. Fuchs, Aachen
Untersuchungen über neue Beizmethoden und Beizabwässer
I. Die Entzunderung von Drähten mit Natriumhydrid
II. Die Aufbereitung von Beizabwässern
1955, 82 S., 15 Abb., 14 Tabellen, 1 Falttafel, DM 15,25

HEFT 109
Dr. P. Hölemann und Ing. R. Hasselmann, Dortmund
Untersuchungen über die Löslichkeit von Azetylen in verschiedenen organischen Lösungsmitteln
1954, 42 Seiten, 10 Abb., 8 Tabellen, DM 8,20

HEFT 110
Dr. P. Hölemann und Ing. R. Hasselmann, Dortmund
Untersuchungen über den Druckverlauf bei der explosiblen Zersetzung von gasförmigem Azetylen
1955, 54 Seiten, 10 Abb., 5 Tabellen, DM 11,—

HEFT 111
Fachverband Steinzeugindustrie, Köln
Die Entwicklung eines Gerätes zur Beschickung seitlicher Feuer von Steinzeug-Einzelkammeröfen mit festen Brennstoffen
1955, 46 Seiten, 16 Abb., DM 9,40

HEFT 112
Prof. Dr.-Ing. H. Opitz, Aachen
Verschleißmessungen beim Drehen mit aktivierten Hartmetallwerkzeugen
1954, 44 Seiten, 17 Abb., 6 Tabellen, DM 8,80

HEFT 113
Prof. Dr. O. Graf, Dortmund
Erforschung der geistigen Ermüdung und nervösen Belastung: Studien über die vegetative 24-Stunden-Rhythmik in Ruhe und unter Belastung
1955, 40 Seiten, 12 Abb., DM 8,20

HEFT 114
Prof. Dr. O. Graf, Dortmund
Studien über Fließarbeitsprobleme an einer praxisnahen Experimentieranlage
1954, 34 Seiten, 6 Abb., DM 7,—

HEFT 115
Prof. Dr. O. Graf, Dortmund
Studium über Arbeitspausen in Betrieben bei freier und zeitgebundener Arbeit (Fließarbeit) und ihre Auswirkung auf die Leistungsfähigkeit
1955, 50 Seiten, 13 Abb., 2 Tabellen, DM 9,80

HEFT 116
Prof. Dr.-Ing. E. Siebel und Dr.-Ing. H. Weiss, Stuttgart
Untersuchungen an einigen Problemen des Tiefziehens — I. Teil
1955, 74 Seiten, 50 Abb., 5 Tabellen, DM 14,50

HEFT 117
Dr.-Ing. H. Beißwänger, Stuttgart, und Dr.-Ing. S. Schwandt, Trier
Untersuchungen an einigen Problemen des Tiefziehens — II. Teil
1955, 92 Seiten, 34 Abb., 8 Tabellen, DM 17,70

HEFT 118
Prof. Dr. E. A. Müller und Dr. H. G. Wenzel, Dortmund
Neuartige Klima-Anlage zur Erzeugung ungleicher Luft- und Strahlungstemperaturen in einem Versuchsraum
1955, 68 Seiten, 10 z. T. mehrfarb. Abb., DM 14,—

HEFT 119
Dr.-Ing. O. Viertel, Krefeld
Wäscherei- und energietechnische Untersuchung einer Gemeinschafts-Waschanlage
1955, 50 Seiten, 18 Abb., DM 10,20

HEFT 120
Dipl.-Ing. A. Weisbecker, Lüdenscheid
Über Anfressung an Reinstaluminium-Schweißnähten bei der elektrolytischen Oxydation
Gebr. Hörstermann GmbH., Velbert
Entwicklung und Erprobung eines neuartigen Gummibandförderers
1955, 46 Seiten, 18 Abb., DM 9,70

HEFT 121
Dr. H. Krebs, Bonn
I. Die Struktur und die Eigenschaften der Halbmetalle
II. Die Bestimmung der Atomverteilung in amorphen Substanzen
III. Die chemische Bindung in anorganischen Festkörpern und das Entstehen metallischer Eigenschaften
1955, 124 Seiten, 36 Abb., 13 Tabellen, DM 22,90

HEFT 122
Prof. Dr. W. Fuchs, Aachen
Untersuchungen zur Verbesserung der Wasseraufbereitung und Wasseranalyse:
Über die Schnellbewertung von Ionenaustauscher
1955, 62 Seiten, 32 Abb., DM 12,30

HEFT 123
Dipl.-Ing. J. Emondts, Aachen
Über Bodenverformungen bei stark gestörtem und mächtigem, wasserführendem Deckgebirge im Aachener Steinkohlengebiet
1955, 196 Seiten, 37 Abb., 10 Tabellen, DM 28,80

HEFT 124
Prof. Dr. R. Seyffert, Köln
Wege und Kosten der Distribution der Hausratwaren im Lande Nordrhein-Westfalen
1955, 74 Seiten, 25 Tabellen, DM 9,—

WESTDEUTSCHER VERLAG · KÖLN UND OPLADEN

HEFT 125
Prof. Dr. E. Kappler, Münster
Eine neue Methode zur Bestimmung von Kondensations-Koeffizienten von Wasser
1955, 46 Seiten, 11 Abb., 1 Tabelle, DM 9,10

HEFT 126
Prof. Dr.-Ing. J. Mathieu, Aachen
Arbeitszeitvergleich
Grundlagen, Methodik und praktische Durchführung
1955, 70 Seiten, DM 13,—

HEFT 127
Güteschutz Betonstein e. V., Arbeitskreis Nordrhein-Westfalen, Dortmund
Die Betonwaren-Gütesicherung im Lande Nordrhein-Westfalen
1955, 58 Seiten, 15 Abb., 3 Tabellen, DM 11,50

HEFT 128
Prof. Dr. O. Schmitz-DuMont, Bonn
Untersuchungen über Reaktionen in flüssigem Ammoniak
1955, 96 Seiten, 11 Abb., 6 Tabellen, DM 17,75

HEFT 129
Prof. Dr.-Ing. J. Mathieu und Dr. C. A. Roos, Aachen
Die Anlernung von Industriearbeitern
I. Ergebnisse einer grundsätzlichen Untersuchung der gegenwärtigen Industriearbeiter-Kurzanlernung
1955, 106 Seiten, DM 19,70

HEFT 130
Prof. Dr.-Ing. J. Mathieu und Dr. C. A. Roos, Aachen
Die Anlernung von Industriearbeitern
II. Beiträge zur Methodenfrage der Kurzanlernung
1955, 108 Seiten, DM 19,90

HEFT 131
Dr. W. Hoerburger, Köln
Versuche zur Biosynthese von Eiweiß aus Kohlenwasserstoff
1955, 34 Seiten, 2 Abb DM 6,90

HEFT 132
Prof. Dr. W. Seith, Münster
Über Diffusionserscheinungen in festen Metallen
1955, 42 Seiten, 19 Abb., 4 Tabellen, DM 9,10

HEFT 133
Prof. Dr. E. Jenckel, Aachen
Über einen für Schwermetalle selektiven Ionenaustauscher
1955, 48 Seiten, 8 Abb., 13 Tabellen, DM 9,50

HEFT 134
Prof. Dr.-Ing. H. Winterhager, Aachen
Über die elektrochemischen Grundlagen der Schmelzfluß-Elektrolyse von Bleisulfid in geschmolzenen Mischungen mit Bleichlorid
1955, 54 Seiten, 20 Abb., 5 Tabellen, DM 11,80

HEFT 135
Prof. Dr.-Ing. K. Krekeler und Dr.-Ing. H. Peukert, Aachen
Die Änderung der mechanischen Eigenschaften thermoplastischer Kunststoffe durch Warmrecken
1955, 54 Seiten, 27 Abb., DM 11,10

HEFT 136
Dipl.-Phys. P. Pilz, Remscheid
Über spezielle Probleme der Zerkleinerungstechnik von Weichstoffen
1955, 58 Seiten, 19 Abb., 2 Tabellen, DM 11,50

HEFT 137
Prof. Dr. W. Baumeister, Münster
Beiträge zur Mineralstoffernährung der Pflanzen
1955, 64 Seiten, 6 Tabellen, DM 11,80

HEFT 138
Dr. P. Hölemann und Ing. R. Hasselmann, Dortmund
Untersuchungen über die Zersetzungswärme von gasförmigem und in Azeton gelöstem Azetylen
1955, 54 Seiten, 8 Abb., 7 Tabellen, DM 10,40

HEFT 139
Prof. Dr. W. Fuchs, Aachen
Studien über die thermische Zersetzung der Kohle und die Kohlendestillatprodukte
1955, 64 Seiten, 20 Abb., 22 Tabellen, DM 11,80

HEFT 140
Dr.-Ing. G. Hausberg, Essen
Modellversuche an Zyklonen
1955, 78 Seiten, 24 Abb., DM 15,70

HEFT 141
Dr. J. van Calker und Dr. R. Wienecke, Münster
Untersuchungen über den Einfluß dritter Analysenpartner auf die spektrochemische Analyse
1955, 42 Seiten, 15 Abb., DM 9,10

HEFT 142
Dipl.-Ing. G. M. F. Wiebel, Hannover, A. Konermann und A. Ottenheym, Sennelager
Entwicklung eines Kalksandleichtsteines
1955, 38 Seiten, 4 Abb., DM 8,—

HEFT 143
Prof. Dr. F. Wever, Dr. A. Rose und Dipl.-Ing. W. Straßburg, Düsseldorf
Härtbarkeit und Umwandlungsverhalten der Stähle
1955, 50 Seiten, 12 Abb., 3 Tabellen, DM 10,70

HEFT 144
Prof. Dr. H. Wurmbach, Bonn
Steuerung von Wachstum und Formbildung
1955, 48 Seiten, 19 Abb., DM 10,30

HEFT 145
Dr. G. Hennemann, Werdohl (Westf.)
Beitrag zur Interpretation der modernen Atomphysik
1955, 34 Seiten, DM 10,—

HEFT 146
Dr.-Ing. F. Gruß, Düsseldorf
Sterilisation mit Heißluft
1955, 34 Seiten, 10 Abb., DM 7,70

HEFT 147
Dr.-Ing. W. Rudisch, Unna
Untersuchung einer drehelastischen Elektromagnet-Synchronkupplung
1955, 82 Seiten, 65 Abb., DM 17,70

HEFT 148
Prof. Dr. H. Bittel u. Dipl.-Phys. L. Storm, Münster
Untersuchungen über Widerstandsrauschen
1955, 40 Seiten, 5 Abb., DM 8,40

HEFT 149
Dipl.-Ing. K. Konopicky und Dipl.-Chem. P. Kampa, Bonn
I. Beitrag zur flammenphotometrischen Bestimmung des Calciums
Dr.-Ing. K. Konopicky, Bonn
II. Die Wanderung von Schlackenbestandteilen in feuerfesten Baustoffen
1955, 54 Seiten, 10 Abb., 5 Tabellen, DM 11,—

HEFT 150
Prof. Dr.-Ing. O. Kienzle und Dipl.-Ing. W. Timmerbeil, Hannover
Das Durchziehen enger Kragen an ebenen Fein- und Mittelblechen
1955, 52 Seiten, 20 Abb., 8 Tabellen, DM 11,30

HEFT 151
Dipl.-Ing. P. Karabasch, Aachen
Feststellung des optimalen Gasgehaltes von Bronzen zur Erzielung druckdichter Gußstücke
1956, 64 Seiten, 31 Abb., 5 Tabellen, DM 13,90

HEFT 152
Dipl.-Ing. G. Müller, Köln
Ermittlung der Laufeigenschaften (Vergießbarkeit) von Bronze und Rotguß mittels der Schneider-Gießspirale
1955, 60 Seiten, 33 Abb., DM 13,30

HEFT 153
Prof. Dr. F. Wever, Dr.-Ing. W. A. Fischer und Dipl.-Ing. J. Engelbrecht, Düsseldorf
I. Die Reduktion sauerstoffhaltiger Eisenschmelzen im Hochvakuum mit Wasserstoff und Kohlenstoff
II. Einfluß geringer Sauerstoffgehalte auf das Gefüge und Alterungsverhalten von Reineisen
1955, 54 Seiten, 15 Abb., 2 Tabellen, DM 12,40

HEFT 154
Prof. Dr.-Ing. P. Bardenheuer und Dr.-Ing. W. A. Fischer, Düsseldorf
Die Verschlackung von Titan aus Stahlschmelzen im sauren und basischen Hochfrequenzofen unter verschiedenen Schlacken
1955, 36 Seiten, 10 Abb., 1 Tabelle, DM 7,95

HEFT 155
Dipl.-Phys. K. H. Schirmer, München
Die auf Grau abgestimmte Farbwiedergabe im Dreifarbenbuchdruck
1955, 46 Seiten, 17 Abb., 2 Farbtafeln, DM 10,—

HEFT 156
Prof. Dr.-Ing. B. von Borries und Mitarbeiter, Düsseldorf
Die Entwicklung regelbarer permanentmagnetischer Elektronenlinsen hoher Brechkraft und eines mit ihnen ausgerüsteten Elektronenmikroskopes neuer Bauart
1956, 102 Seiten, 52 Abb., DM 22,55

HEFT 157
Dr. W. Jawtusch, Dr. G. Schuster und Prof. Dr.-Ing. R. Jaeckel, Bonn
Untersuchungen über die Stoßvorgänge zwischen neutralen Atomen und Molekülen
1955, 48 Seiten, 15 Abb., 3 Tabellen, DM 10,50

HEFT 158
Dipl.-Ing. W. Rosenkranz, Meinerzhagen
Ein Beitrag zum Problem der Spannungskorrosion bei Preßprofilen und Preßteilen aus Aluminium-Legierungen
1956, 112 Seiten, 61 Abb., 5 Tabellen, DM 27,40

HEFT 159
Dr.-Ing. O. Viertel und O. Oldenroth, Krefeld
Das Bleichen von Weißwäsche mit Wasserstoffsuperoxyd bzw. Natriumhypochlorit beim maschinellen Waschen
1955, 54 Seiten, 23 Abb., 2 Tabellen, DM 11,45

HEFT 160
Prof. Dr. W. Klemm, Münster
Über neue Sauerstoff- und Fluor-haltige Komplexe
1955, 50 Seiten, 13 Abb., 7 Tabellen, DM 10,80

HEFT 161
Prof. Dr. W. Weltzien und Dr. G. Hauschild, Krefeld
Über Silikone und ihre Anwendung in der Textilveredlung
1955, 162 Seiten, 22 Abb., 10 Tabellen, DM 27,—

HEFT 162
Prof. Dr. F. Wever, Prof. Dr. A. Kochendörfer und Dr.-Ing. Chr. Rohrbach, Düsseldorf
Kennzeichnung der Sprödbruchneigung von Stählen durch Messung der Fließspannung, Reißspannung und Brucheinschnürung an dreiachsig beanspruchten Proben
1955, 58 Seiten, 26 Abb., DM 13,—

HEFT 163
Dipl.-Ing. W. Rohs und Text.-Ing. H. Griese, Bielefeld
Untersuchungsarbeiten zur Verbesserung des Leinenwebstuhls III
1955, 80 Seiten, 15 Abb., 18 Tabellen, DM 15,80

HEFT 164
Dr.-Ing. H. Schmachtenberg, Köln
Neuartige Prüfeinrichtungen für Kraftfahrzeuge
1955, 44 Seiten, 23 Abb., DM 9,60

HEFT 165
Dr.-Ing. W. Wilhelm, Aachen
Instationäre Gasströmung im Auspuffsystem eines Zweitaktmotors
1955, 62 Seiten, 31 Abb., 8 Tabellen, DM 13,60

HEFT 166
Prof. Dr. M. v. Stackelberg, Dr. H. Heindze, Dr. H. Hübschke und Dr. K. H. Frangen, Bonn
Kolloidchemische Untersuchungen
1955, 106 Seiten, 8 Abb., 13 Tabellen, DM 21,25

HEFT 167
Prof. Dr.-Ing. F. Schuster, Essen
I. Über die Heißkarburierung von Brenngasen mit Ölen und Teeren
II. Die Strahlungsvorgänge in brennstoffbeheizten Öfen bei verschiedenen Verbrennungsatmosphären
1955, 38 Seiten, 8 Abb., DM 8,30

HEFT 168
Prof. Dr.-Ing. F. Schuster, Essen
I. Luftvorwärmung an Gasfeuerungen
II. Heizwerthöhe von Brenngasen und Wirkungsgrad sowie Gasverbrauch bei der Gasverwendung
III. Sauerstoffangereicherte Luft und feuerungstechnische Kenngrößen von Brenngasen
1955, 60 Seiten, 18 Abb., DM 12,50

HEFT 169
Forschungsinstitut für Pigmente und Lacke, Stuttgart
Arbeiten über die Bestimmung des Gebrauchswertes von Lackfilmen durch physikalische Prüfungen
1955, 70 Seiten, 23 Abb., 4 Tabellen, DM 15,—

HEFT 170
Prof. Dr. F. Wever, Dr. A. Rose und Dipl.-Ing L. Rademacher, Düsseldorf
Anwendung der Umwandlungsschaubilder auf Fragen der Werkstoffauswahl beim Schweißen und Flammhärten
1955, 64 Seiten, 25 Abb., DM 13,70

HEFT 171
Wäschereiforschung Krefeld
Untersuchung der Wäscheentwässerung mit Hilfe von Zentrifugen und Pressen
1955, 42 Seiten, 16 Abb., 4 Tabellen, DM 9,70

HEFT 172
Dipl.-Ing. W. Rohs, Dr.-Ing. G. Satlow und Text.-Ing. G. Heller, Bielefeld
Trocknung von Hanfgarnen. Kreuzspultrocknung
1955, 60 Seiten, 7 Abb., 4 Tabellen, DM 10,30

HEFT 173
Prof. Dr. R. Hosemann und Dipl.-Phys. G. Schoknecht, Berlin, vorgelegt von Prof. Dr. W. Kast, Krefeld
Lichtoptische Herstellung und Diskussion der Faltungsquadrate parakristalliner Gitter
1956, 108 Seiten, 63 Abb., 6 Tabellen, DM 24,70

HEFT 174
Prof. Dr. W. von Fragstein, Dr. J. Meingast und H. Hoch, Köln
Herstellung von Solen einheitlicher Teilchengröße und Ermittlung ihrer optischen Eigenschaften
1955, 78 Seiten, 80 Abb., 4 Tabellen, DM 18,25

HEFT 175
Dr.-Ing. H. Zeller, Aachen
Beitrag zur eindimensionalen stationären und nichtstationären Gasströmung mit Reibung und Wärmeleitung, insbesondere in Rohren mit unstetigen Querschnittsänderungen.
1956, 138 Seiten, 56 Abb., DM 29,30

HEFT 176
Dipl.-Ing. H. Schöberl, Duisburg
Über die Methoden zur Ermittlung der Verbrennungstemperatur von Brennstoffen und ein Vorschlag zu ihrer Verbesserung
1955, 30 Seiten, 3 Abb., DM 6,50

HEFT 177
Dipl.-Ing. H. Stüdemann, Solingen, und Dr.-Ing. W. Müchler, Essen
Entwicklung eines Verfahrens zur zahlenmäßigen Bestimmung der Schneideigenschaften von Messerklingen
1956, 104 Seiten, 68 Abb., 4 Tabellen, DM 22,20

HEFT 178
Prof. Dr. M. von Stackelberg u. Dr. W. Hans, Bonn
Untersuchungen zur Ausarbeitung und Verbesserung von polarographischen Analysenmethoden
1955, 46 Seiten, 14 Abb., DM 10,50

HEFT 179
Dipl.-Ing. H. F. Reineke, Bochum
Entwicklungsarbeiten auf dem Gebiete der Meß- und Regeltechnik
1955, 46 Seiten, 10 Abb., DM 10,—

HEFT 180
Dr.-Ing. W. Piepenburg, Dipl.-Ing. B. Bühling und Bauing. J. Behnke, Köln
Putzarbeiten im Hochbau und Versuche mit aktiviertem Mörtel und mechanischem Mörtelauftrag
1955, 116 Seiten, 31 Abb., 68 Tabellen, DM 23,—

HEFT 181
Prof. Dr. W. Franz, Münster
Theorie der elektrischen Leitvorgänge in Halbleitern und isolierenden Festkörpern bei hohen elektrischen Feldern
1955, 28 Seiten, 2 Abb., 1 Tabelle, DM 6,20

HEFT 182
Dr.-Ing. P. Schenk u. Dr. K. Osterloh, Düsseldorf
Katalytisch-thermische Spaltung von gasförmigen und flüssigen Kohlenwasserstoffen zur Spitzengaserzeugung
1955, 50 Seiten, 11 Abb., 11 Tabellen, DM 10,90

HEFT 183
Dr. W. Bornheim, Köln
Entwicklungsarbeiten an Flaschen- und Ampullen-Behandlungsmaschinen für die pharmazeutische Industrie
1956, 48 Seiten, 24 Abb., DM 11,70

HEFT 184
Dr.-Ing. E. Printz, Kettwig
Vollhydraulische Parallel-Kupplung für Ackerschlepper
1955, 32 Seiten, 4 Abb., DM 7,80

HEFT 185
Dipl.-Ing. W. Rohs und Text.-Ing. G. Heller, Bielefeld
Studien an einem neuzeitlichen Kreuzspultrockner für Bastfasergarne mit Wiederbefeuchtungszone
1955, 52 Seiten, 9 Abb., 3 Tabellen, DM 10,70

HEFT 186
Dr. E. Wedekind, Krefeld
Untersuchungen zur Arbeitsbestgestaltung bei der Fertigstellung von Oberhemden in gewerblichen Wäschereien
1955, 124 Seiten, 28 Abb., 6 Tabellen, 2 Falttaf., DM 12,—

HEFT 187
Dipl.-Ing. F. Göttgens, Essen
Über die Eigenarten der Bimetall-, Thermo- und Flammenionisationssicherungsmethode in ihrer Anwendung auf Zündsicherungen
1955, 40 Seiten, 6 Abb., 4 Tabellen, DM 8,40

HEFT 188
W. Kinnebrock, Langenberg (Rhld.)
Der Einfluß des Austausches gleicher Gaskochbrenner bzw. Gaskochbrennerteile auf den Wirkungsgrad und insbesondere auf den CO-Gehalt der Verbrennungsgase
1955, 42 Seiten, 7 Tabellen, DM 8,70

HEFT 189
Fa. E. Leybold's Nachfolger, Köln
I. Ausgewählte Kapitel aus der Vakuumtechnik
II. Zum Verlust anorganisch-nichtflüchtiger Substanzen während der Gefriertrocknung
1955, 52 Seiten, 16 Abb., 3 Tabellen, DM 11,20

HEFT 190
Prof. Dr. A. Neuhaus, Prof. Dr. O. Schmitz-DuMont und Dipl.-Chem. H. Reckhard, Bonn
Zur Kenntnis der Alkalititanate
1955, 60 Seiten, 13 Abb., 1 Tabelle, DM 12,20

HEFT 191
Dr. H. Söhngen, Darmstadt
Schwingungsverhalten eines Schaufelkranzes im Vakuum
1955, 36 Seiten, 7 Abb., DM 7,80

HEFT 192
Dipl.-Phys. E. M. Schneider, München
Kohlebogenlampen für Aufnahme und Kopie
1955, 48 Seiten, 21 Abb., 3 Tabellen, DM 10,60

HEFT 193
Prof. Dr. O. Schmitz-DuMont, Bonn
Untersuchungen über neue Pigmentfarbstoffe
1956, 50 Seiten, 16 Abb., 8 Tabellen, DM 11,20

HEFT 194
Dr. K. Hecht, Köln
Entwicklung neuartiger physikalischer Unterrichtsgeräte
1955, 42 Seiten, 16 Abb., DM 9,90

HEFT 195
Dr.-Ing. E. Rößger, Köln
Gedanken über einen neuen deutschen Luftverkehr
1955, 342 Seiten, 29 Abb., 122 Tabellen, DM 50,—

HEFT 196
Dipl.-Ing. W. Rohs und Text.-Ing. H. Griese, Bielefeld
Auswirkungen von Garnfehlern bei der Verarbeitung von Leinengarnen
1955, 36 Seiten, 3 Abb., 6 Tabellen, DM 7,80

HEFT 197
Dr. E. Wedekind, Krefeld
Untersuchungen zur Bestimmung der optimalen Arbeitsplatzgröße bei Mehrstuhlarbeit in der Weberei
1955, 92 Seiten, 34 Abb., DM 18,50

HEFT 198
Prof. Dr. J. Weissinger, Karlsruhe
Zur Aerodynamik des Ringflügels. Die Druckverteilung dünner, fast drehsymmetrischer Flügel in Unterschallströmung
1955, 42 Seiten, 5 Abb., DM 9,—

HEFT 199
Textilforschungsanstalt Krefeld
Die Messung von Gewebetemperaturen mittels Temperaturstrahlung
1955, 50 Seiten, 12 Abb., DM 10,90

HEFT 200
R. Seipenbusch, Langenberg (Rhld.)
Spitzengas durch Zusatz von Flüssiggas-Wassergas- und Flüssiggas-Generatorgas-Gemischen zu Stadtgas
1955, 48 Seiten, 21 Tabellen, DM 10,35

HEFT 201
Dr.-Ing. E. W. Pleines, Frankfurt/Main
Die Sicherheit im Luftverkehr
1956, 194 Seiten, 39 Abb., 19 Tabellen, DM 39,50

HEFT 202
Dipl.-Ing. D. Fiecke, Stuttgart/Zuffenhausen
Die Bestimmung der Flugzeugpolaren für Entwurfszwecke. I. Teil: Unterlagen
1956, 216 Seiten, 171 Diagr., DM 59,70

HEFT 203
Dr. G. Wandel, Bonn
Uferbewachsung und Lebendverbauung an den Nordwestdeutschen Kanälen und ihren Zuflüssen sowie an der Ruhr
1956, 122 Seiten, 88 Abb., DM 25,70

HEFT 204
Dipl.-Ing. B. Naendorf, Langenberg (Rhld.)
Bestimmung der Brenneigenschaften und des Brennverhaltens verschiedener Gasarten und Einfluß verschiedener Düsengestaltung
1955, 32 Seiten, DM 7,10

HEFT 205
Dr. C. Schaarwächter, Düsseldorf
Über plastische Kupfer-Eisen-Phosphor-Legierungen
1936, 36 Seiten, 10 Abb., 10 Tabellen, DM 8,30

HEFT 206
Dr. P. Hölemann, Ing. R. Hasselmann und Ing. G. Dix, Dortmund
Untersuchungen über die Vorgänge bei der Zersetzung von in Azeton gelöstem Azetylen
1956, 74 Seiten, 7 Abb., 7 Tabellen, DM 15,55

HEFT 207
Prof. Dr.-Ing. H. Opitz, Dipl.-Ing. K. H. Fröhlich und Dipl.-Ing. H. Siebel, Aachen
Richtwerte für das Fräsen von unlegierten und legierten Baustählen mit Hartmetall. I. Teil
1956, 48 Seiten, 27 Abb., 3 Tabellen, DM 11,10

HEFT 208
Prof. Dr.-Ing. H. Müller, Essen
Untersuchung von Elektrowärmegeräten für Laienbedienung hinsichtlich Sicherheit und Gebrauchsfähigkeit. I. Untersuchungen an Kochplatten
1956, 100 Seiten, 76 Abb., 7 Tabellen, DM 22,70

HEFT 209
Dr. K. Bunge, Leverkusen
Materialabbau in Funkenentladungen. Untersuchungen an Zinkkathoden
1956, 54 Seiten, 10 Abb., 5 Tabellen, DM 11,40

HEFT 210
Dr. W. Porschen und Prof. Dr. W. Riezler, Bonn
Langlebige Alphaaktivitäten bei natürlichen Elementen
1955, 40 Seiten, 5 Abb., 4 Tabellen, DM 8,80

HEFT 211
Prof. Dipl.-Ing. W. Sturtzel und Dr.-Ing. W. Graff, Duisburg
Die Versuchsanstalt für Binnenschiffbau, Duisburg
1956, 48 Seiten, 22 Abb., 11,—

HEFT 212
Dipl.-Ing. H. Spodig, Selm
Untersuchung zur Anwendung der Dauermagnete in der Technik
1955, 44 Seiten, 25 Abb., DM 9.80

HEFT 213
Dipl.-Ing. K. F. Rittinghaus, Aachen
Zusammenstellung eines Meßwagens für Bau- und Raumakustik
1957, 96 Seiten 17 Abb., 7 Tabellen DM 19,80

HEFT 214
Dr.-Ing. J. Endres, München
Berechnung der optimalen Leistungen, Kraftstoffverbräuche und Wirkungsgrade von Einkreis-Turbolader-Strahltriebwerken am Boden und in der Höhe bei Fluggeschwindigkeiten von 0—2000 km/h
1956, 72 Seiten, 18 Abb., 8 Tabellen, DM 15,40

HEFT 215
Prof. Dr.-Ing. H. Opitz und Dr.-Ing. G. Weber, Aachen
Einfluß der Wärmebehandlung von Baustählen auf Spanentstehung, Schnittkraft- und Standzeitverhalten
1956, 80 Seiten, 30 Abb., 10 Tabellen, DM 18,40

HEFT 216
Dr. E. Kloth, Köln
Untersuchungen über die Ausbreitung kurzer Schallimpulse bei der Materialprüfung mit Ultraschall
1956, 90 Seiten, 60 Abb., 4 Tabellen, DM 19,40

HEFT 217
Rationalisierungskuratorium der Deutschen Wirtschaft (RKW), Frankfurt/Main
Typenvielzahl bei Haushaltgeräten und Möglichkeiten einer Beschränkung
1956, 328 Seiten, 2 Abb., 181 Tabellen, DM 49,50

HEFT 218
Dr. F. Keune, Aachen
Bericht über eine Theorie der Strömung um Rotationskörper ohne Anstellung bei Machzahl Eins
1955, 40 Seiten, 8 Abb., 5 Formelblätter, DM 8,80

WESTDEUTSCHER VERLAG · KÖLN UND OPLADEN

HEFT 219
Prof. Dr. W. Fuchs, Aachen
Untersuchungen zur Holzabfallverwertung und zur Chemie des Lignins
1955, 54 Seiten, 11 Abb., 15 Tabellen DM 11,40

HEFT 220
Prof. Dr. W. Fuchs, Aachen
Die Entwicklung neuer Regel- und Kontroll-Apparate zur coulometrischen Analyse
1956, 76 Seiten, 17 Abb. 23 Tabellen, DM 15,50

HEFT 221
Dr. W. Meyer-Eppler, Bonn
Experimentelle Untersuchungen zum Mechanismus von Stimme und Gehör in der lautsprachlichen Kommunikation *1955, 56 Seiten, 24 Abb., DM 13,45*

HEFT 222
Dr. L. Köllner, Münster, und Dipl.-Volkswirt M. Kaiser, Bochum
Die internationale Wettbewerbsfähigkeit der westdeutschen Wollindustrie *1956, 214 Seiten, DM 39,50*

HEFT 223
Dr.-Ing. K. Alberti und Dr. F. Schwarz, Köln
Über das Problem Hartbrand-Weichbrand
1956, 54 Seiten, 25 Abb., 14 Tabellen, DM 12,10

HEFT 224
Dipl.-Ing. H. Stüdemann und Ing. R. Beu, Solingen
Verfahren zur Prüfung der Korrosionsbestandigkeit von Messerklingen aus rostfreiem Stahl
1956, 82 Seiten, 28 Abb., DM 16,90

HEFT 225
Dr.-Ing. E. Barz, Remscheid
Der Spannungszustand von Gattersägeblättern
1956, 74 Seiten, 54 Abb., DM 16,50

HEFT 226
Technisch-wissenschaftliches Büro für die Bastfaserindustrie, Bielefeld
Untersuchungen zur Verbesserung des Leinenwebstuhles IV
Die Wirkung verschiedener Kettbaumbremsen auf die Verwebung von Leinengarnen
1956, 64 Seiten, 9 Abb., 4 Tabellen, DM 13,50

HEFT 227
Prof. Dr. F. Wever, Düsseldorf und Dr. W. Wepner, Köln
Untersuchung der Alterungsneigung von weichen unlegierten Stählen durch Härteprüfung bei Temperaturen bis 300 Grad C
1956, 34 Seiten, 20 Abb., 3 Tabellen, DM 7,95

HEFT 228
Prof. Dr. F. Wever, Dr. W. Koch, Düsseldorf, und Dr. B. A. Steinkopf, Dortmund
Spektrochemische Grundlagen der Analyse von Gemischen aus Kohlenmonoxyd, Wasserstoff und Stickstoff *1956, 42 Seiten, 18 Abb., 1 Tabelle, DM 9,90*

HEFT 229
Prof. Dr. F. Wever, Dr. W. Koch und Dr.-Ing. H. Malissa, Düsseldorf
Über die Anwendung disubstituierter Dithiocarbamate der analytischen Chemie
1956, 44 Seiten, 30 Abb., 5 Tabellen, DM 10,50

HEFT 230
Prof. Dr. F. Wever, Düsseldorf, und Dr. W. Wepner, Köln
Bestimmung kleiner Kohlenstoffgehalte im Alpha-Eisen durch Dämpfungsmessung
1956, 34 Seiten, 5 Abb., 2 Tabellen, DM 7,70

HEFT 231
Dr.-Ing. W. Kuch, Dortmund
Über die Wechselwirkung zwischen Holzschutzbehandlung und Verleimung
1956, 48 Seiten, 10 Abb., 8 Tabellen, DM 10,40

HEFT 232
Prof. Dr.-Ing. O. Kienzle, Hannover, und Dr.-Ing. H. Münnich, Schweinfurt
Feststellung der Spannungen und Dehnungen und Bruchdrehzahlen der unter Fliehkraft und Bearbeitungskraft beanspruchten Schleifkörper
in Vorbereitung

HEFT 233
Dr. H. Haase, Hamburg
Infrarot-Bibliographie *1956, 90 Seiten, DM 17,80*

HEFT 234
Dr.-Ing. K. G. Speith und Dr.-Ing. A. Bungeroth, Duisburg
Versuche zur Steigerung des Kokillen-Schluckvermögens beim Stranggießen von Stahl
1956, 26 Seiten, 5 Abb., DM 6,15

HEFT 235
Prof. Dr.-Ing. K. Leist und Dipl.-Ing. W. Dettmering, Aachen
Turbinenschaufeln aus Kunststoff für Kaltluftversuchsanlagen
1956, 46 Seiten, 43 Abb., 3 Tabellen, DM 12,30

HEFT 236
Dr.-Ing. O. Viertel und S. Lucas, Krefeld
Ergebnisse einer Hausfrauenbefragung über Wascheinrichtungen und Waschmethoden in städtischen Haushaltungen
1956, 34 Seiten, 4 Abb., DM 7,60

HEFT 237
Dr. P. Endler und Dr. H. Ludes, Köln
Bericht über eine Studienreise zur Orientierung der heutigen Behandlung der Lungentuberkulose in den Vereinigten Staaten von Nordamerika
1956, 32 Seiten, DM 7,10

HEFT 238
Institut für textile Meßtechnik, M.-Gladbach, e. V.
Untersuchungen der Verzugsvorgänge an den Streckwerken verschiedener Spinnereimaschinen. 3. Bericht: Theoretische Betrachtungen über den Einfluß schlagender Zylinder und Druckrollen
1956, 66 Seiten, 21 Abb., DM 14,10

HEFT 239
Prof. Dr.-Ing. K. Leist, Dipl.-Ing. H. Scheele, Aachen, und Dipl.-Ing. F. H. Flottmann, Herne
Versuche an einem neuartigen luftgekühlten Hochleistungs-Kolbenkompressor
1956, 72 Seiten, 19 Abb., 7 Tabellen, DM 14,40

HEFT 240
Prof. Dr.-Ing. K. Leist und Dipl.-Ing. H. Scheele, Aachen
Temperaturmessungen an einem einstufigen luftgekühlten 4-Zylinder-Kolbenkompressor mit Kühlgebläse *1956, 74 Seiten, 36 Abb., DM 14,80*

HEFT 241
Prof. Dr.-Ing. K. Leist und Dipl.-Ing. M. Pötke, Aachen
Leistungsversuche an einem Kühlluftgebläse
1956, 60 Seiten, 13 Abb., DM 11,70

HEFT 242
Prof. Dr.-Ing. K. Leist und Dipl.-Ing. K. Graf, Aachen
Straßenfahrzeuge mit Gasturbinenantrieb
1956, 82 Seiten, 63 Abb., DM 17,20

HEFT 243
Prof. Dr.-Ing. K. Leist und Dipl.-Ing. S. Förster, Aachen
Die französische Kleingasturbine Artouste — 1. Teil
1956, 80 Seiten, 41 Abb., DM 15,85

HEFT 244
Prof. Dr. F. Wever, Dr. W. Koch und Dr. S. Eckhard, Düsseldorf
Erfahrungen mit der spektrochemischen Analyse von Gefügebestandteilen des Stahles
1956, 32 Seiten, 8 Abb., 2 Tabellen, DM 7,80

HEFT 245
Prof. Dr.-Ing. habil. K. Krekeler, Aachen
Das Verbinden von Metallen durch Kunstharzkleber. Teil I: Eigenschaften und Verwendung der Metallklebstoffe *1956, 48 Seiten, 8 Abb., DM 10,25*

HEFT 246
Prof. Dr.-Ing. habil. K. Krekeler, Aachen
Das Verbinden von Metallen durch Kunstharzkleber. Teil II: Untersuchungen an geklebten Leichtmetall-Verbindungen *1956, 80 Seiten, 40 Abb., DM 17,50*

HEFT 247
Dr. H. Söhngen, Darmstadt
Strömung vor einem Überschall-Laufrad
1956, 26 Seiten, 4 Abb., DM 7,60

HEFT 248
Rheinische Aktiengesellschaft für Braunkohlenbergbau und Brikettfabrikation, Köln
Untersuchung der Bindemitteleigenschaften von Braunkohlenfilteraschen
1956, 176 Seiten, 26 Abb., 30 Tabellen, DM 35,60

HEFT 249
Dr. M.-E. Meffert, Essen
Weitere Kulturversuche Scenedesmus obliquus
1956, 36 Seiten, 5 Abb., 10 Tabellen, DM 8,—

HEFT 250
Dr. F. Schwarz und Dr.-Ing. K. Alberti, Köln
Entwicklung von Untersuchungsverfahren zur Gütebeurteilung von Industriekalken
1956, 36 Seiten, 9 Abb., DM 16,50

HEFT 251
Prof. Dr. H. Bittel, Münster
Zur Statistik der ferromagnetischen Elementarvorgänge und ihren Einfluß auf das Barkhausenrauschen
1956, 52 Seiten, 14 Abb., DM 11,65

HEFT 252
Dipl.-Ing. H. Frings, Geilenkirchen
Die Wirkung abfallender Wetterführung auf Wettertemperatur, Grubengasgehalt und Staubbildung
1957, 126 Seiten, 23 Abb., 13 Falttafeln, 38 Tab., DM 35,70

HEFT 253
Dipl.-Ing. S. Schirmanski, Berghausen
Stand und Auswertung der Forschungsarbeiten über Temperatur- und Feuchtigkeitsgrenzen bei der bergmännischen Arbeit
1957, 80 Seiten, 24 Abb., 12 Tab., DM 17,10

HEFT 254
Prof. Dr. R. Danneel, Bonn
Quantitative Untersuchungen über die Entwicklung des Ehrlich-Ascitestumors bei Inzuchtmäusen
1956, 52 Seiten, 17 Tabellen, DM 11,75

HEFT 255
Ing. B. v. Schlippe, Bad Nauheim
Strömung von Flüssigkeiten mit temperaturabhängiger Zähigkeit (Kühlung von Öfen)
1956, 54 Seiten, 12 Abb., 4 Tabellen, DM 11,70

HEFT 256
Prof. Dr. C. Schmieden und Dipl.-Math. K. H. Müller, Darmstadt
Die Strömung einer Quellstrecke im Halbraum — eine strenge Lösung der Navier-Stokes-Gleichungen
1956, 40 Seiten, 9 Abb., DM 8,80

HEFT 257
Prof. Dr. G. Lehmann und Dr. J. Tamm, Dortmund
Die Beeinflussung vegetativer Funktionen des Menschen durch Geräusche
1956, 48 Seiten, 25 Abb., 3 Tabellen, DM 11,20

HEFT 258
Dr. H. Paul, Linz (Rhein), und Prof. Dr. O. Graf, Dortmund
Zur Frage der Unfälle im Bergbau
1956, 52 Seiten, 9 Abb., 22 Tabellen, DM 11,20

HEFT 259
Prof. D. W. Linke, Aachen
Strömungsvorgänge in künstlich belüfteten Räumen
1956, 52 Seiten, 37 Abb., 1 Tabelle, DM 11,80

HEFT 260
Prof. Dr. W. Kast, Freiburg (Br.), Prof. Dr. A. H. Stuart und Dipl.-Phys. H. G. Fendler, Hannover
Lichtzerstreuungsmessungen an Losungen hochpolymerer Stoffe
1956, 70 Seiten, 25 Abb., 5 Tabellen, DM 15,60

HEFT 261
Prof. Dr. W. Kast, Freiburg (Br.)
Feinstruktur-Untersuchungen an künstlichen Zellulosefasern verschiedener Herstellungsverfahren. Teil II: Der Kristallisationszustand
1956, 80 Seiten, 27 Abb., 11 Tabellen, DM 17,20

HEFT 262
Dr.-Ing. W. Batel, Aachen
Untersuchungen zur Absiebung feuchter, feinkörniger Haufwerke und Schwingsieben
1956, 100 Seiten, 45 Abb., 5 Tabellen, DM 23,40

HEFT 263
Prof. Dr. H. Lange und Dipl.-Phys. R. Kohlhaas, Köln
Über die Wärmeleitfähigkeit von Stählen bei hohen Temperaturen: Teil I: Literaturbericht
1956, 48 Seiten, 26 Abb., 8 Tabellen, DM 10,70

HEFT 264
Prof. Dr. W. Weizel, Bonn
Durch schnelle Funkenzusammenbrüche ausgelöste Signale auf einer Leitung
1956, 26 Seiten, 4 Abb., 3 Tabellen, DM 6,10

HEFT 265
Prof. Dr. F. Micheel und Dr. R. Engel, Münster
Eine Apparatur zur elektrophoretischen Trennung von Stoffgemischen
1956, 38 Seiten, 21 Abb., DM 9,20

HEFT 266
Fliesen-Beratungsstelle Bad Godesberg-Mehlem
Güteeigenschaften keramischer Wand- und Bodenfliesen und deren Prufmethoden
1956, 32 Seiten, DM 7,10

HEFT 267
Prof. Dr. W. Weizel und B. Brandt, Bonn
Zur Stabilität stromstarker Glimmentladungen
1956, 36 Seiten, 7 Abb., DM 8,40

WESTDEUTSCHER VERLAG · KÖLN UND OPLADEN

HEFT 268
Prof. Dr.-Ing. G. Vogelpohl, Göttingen
Über die Tragfähigkeit von Gleitlagern und ihre Berechnung
1956, 76 Seiten, 24 Abb., 7 Tabellen, DM 16,85

HEFT 269
Markscheider R. Bals, Bochum
Eignung des Gebirgsankerausbaus zur Erleichterung des Streckenvortriebs im Steinkohlenbergbau
1956, 84 Seiten, 41 Abb., DM 18,75

HEFT 270
Dr. H. Krebs und Mitarbeiter, Bonn
Die Trennung von Racematen auf chromatographischem Wege
1956, 62 Seiten, 18 Tabellen, DM 12,95

HEFT 271
Prof. Dr.-Ing. H. Opitz und Dipl.-Ing. H. Axer, Aachen
Beeinflussung des Verschleißverhaltens bei spanenden Werkzeugen durch flüssige und gasförmige Kühlmittel und elektrische Maßnahmen
1956, 46 Seiten, 28 Abb., DM 10,70

HEFT 272
Prof. Dr. W. Fuchs und Dr. H. Dresia, Aachen
Untersuchungen über die Schnellverbrennung und Schnellvergasung fester Brennstoffe
1956, 56 Seiten, 14 Abb., 3 Tabellen, DM 11,90

HEFT 273
Fa. K. W. Tacke G.m.b.H., Wuppertal-Barmen
Erfahrungen beim Verspinnen von Perlonfasern und bei der Herstellung von Trikotagen aus gesponnenem Perlon
1956, 36 Seiten, DM 7,90

HEFT 274
Prof. Dr.-Ing. K. Krekeler, Aachen
Qualitative Untersuchungen bei Verbindungsschweißungen mittels Lichtbogenschweißautomaten unter Verwendung von Blankdraht und Zugabe von ferromagnetischem Pulver als Umhüllung
1956, 68 Seiten, 40 Abb., 8 Tabellen, DM 15,45

HEFT 275
Prof. Dr.-Ing. habil. K. Krekeler, Aachen, und Dipl.-Ing. H. Verhoeven, Aachen
Quantitative Untersuchungen von Punktschweißverbindungen an Tiefzieh- und Aluminiumblechen, die nach dem Argonarc-Punktschweißverfahren hergestellt werden
1956, 64 Seiten, 45 Abb., DM 14,60

HEFT 276
Fa. E. Haage, Mülheim (Ruhr)
Entwicklungsarbeiten im Apparatebau für Laboratorien
1956, 48 Seiten, 18 Abb., DM 10,50

HEFT 277
Dr.-Ing. W. Müchler, Essen
Untersuchung und zahlenmäßige Bestimmung der Schneideigenschaften von Messern mit besonderer Berücksichtigung rostfreier Messerstähle
1956, 60 Seiten, 27 Abb., 5 Tabellen, DM 13,20

HEFT 278
Dipl.-Ing. J. Stelter und Dipl.-Ing. H. Kickert, Aachen
I. Sichtbarmachung von Ultraschallfeldern unter Verwendung photographischer Emulsionsschichten
II. Methode zur Bestimmung der wirklichen Temperaturverhältnisse in Flüssigkeiten während der Beschallung (Nach einer Diplom-Arbeit von H. Schnitzler)
1956, 54 Seiten, 24 Abb., DM 12,75

HEFT 279
Dr. F. Keune, Aachen
Der gewölbte und verwundene Tragflügel ohne Dicke in Schallnähe
1956, 42 Seiten, 15 Abb., DM 9,25

HEFT 280
Dipl.-Ing. J. Stelter und Dipl.-Ing. E. Pfende, Aachen
Über Störerscheinungen bei Schallgeschwindigkeitsmessungen mittels der Interferometermethode
1956, 42 Seiten, 13 Abb., DM 9,60

HEFT 281
Prof. Dr.-Ing. K. Lürenbaum, Aachen
Der Meßwagen des Instituts für Maschinen-Dynamik der Deutschen Versuchsanstalt für Luftfahrt, Aachen
1956, 34 Seiten, 17 Abb., DM 8,60

HEFT 282
Bergrat a. D. Scherer, Bochum
Das B. T.-Schwelverfahren und seine Anwendung auf der Anlage Marienau
1956, 44 Seiten, 7 Abb., DM 9,60

HEFT 283
Prof. Dr. F. Wever und Dr.-Ing. W. Lueg, Düsseldorf
Warmstauchversuche zur Ermittlung der Formänderungsfestigkeit von Gesenkschmiede-Stählen
1956, 44 Seiten, 19 Abb., DM 9,90

Heft 284
Prof. Dr. F. Wever, Düsseldorf, Dr.-Ing. H. J. Wiester, Essen, Dr.-Ing. F. W. Straßburg, Duisburg, Prof. Dr.-Ing. H. Opitz, Aachen, und Dr.-Ing. K. H. Fröhlich, Köln
Einfluß des Gefüges auf die Zerspanbarkeit von Einsatz- und Vergütungsstählen
1957, 88 Seiten, 126 Abb., 11 Tab., DM 22,45

HEFT 285
Prof. Dr.-Ing. O. Kienzle, Dr.-Ing. K. Lange, Hannover, und Dipl.-Ing. H. Meinert, Osterode
Einfluß der Oberfläche auf das Verschleißverhalten von Schmiedegesenken
1956, 62 Seiten, 29 Abb., 8 Tabellen, DM 14,60

HEFT 286
Dr.-Ing. K. Lange, Hannover, Dipl.-Ing. H. Meinert, Osterode, unter Mitarbeit von Dr.-Ing. H. Arend, Mülheim (Ruhr)
Verschleißverhalten hartverchromter Schmiedegesenke
1956, 74 Seiten, 53 Abb., 6 Tabellen, DM 17,65

HEFT 287
Prof. Dr.-Ing. habil. K. Krekeler, Aachen
Änderungen der mechanischen Eigenschaftswerte thermoplastischer Kunststoffe bei Beanspruchung in verschiedenen Medien
1956, 62 Seiten, 23 Abb., 5 Tabellen, DM 13,70

HEFT 288
Dr. K. Brucker-Steinkuhl, Düsseldorf
Anwendung mathematisch-statischer Verfahren in der Industrie
1956, 103 Seiten, 27 Abb., 14 Tabellen, DM 24,20

HEFT 289
Prof. Dr.-Ing. H. Winterhager, Aachen
Kombinierter Widerstands- und Lichtbogen-Vakuumofen zur Verarbeitung von Titanschwamm
Prof. Dr. Dr. h. c. R. Schwarz, Aachen
Erforschung neuer Wege zur Darstellung von Titanmetall
1957, 42 Seiten, 18 Abb., DM 9,70

HEFT 290
Dr. D. Horstmann, Düsseldorf
I. Der verstärkte Angriff des Zinks auf Eisen im Temperaturgebiet um 500° C
II. Einfluß eines Antimongehaltes auf den Angriff von Zinkschmelzen auf Eisen
1956, 48 Seiten, 33 Abb., 3 Tabellen, DM 11,90

HEFT 291
Dr.-Ing. H. J. Wiester und Dr. D. Horstmann, Düsseldorf
Der Angriff eisengesättigter Zinkschmelzen auf silizium- und manganhaltiges Eisen
1956, 52 Seiten, 45 Abb., 8 Tabellen, DM 12,60

HEFT 292
Dipl.-Ing. W. Rohs und Text.-Ing. H. Griese, Bielefeld
Webversuche an Leinenwebstühlen mit verbesserter Schaftbewegung
1956, 34 Seiten, 3 Abb., 2 Tabellen, DM 7,60

HEFT 293
Prof. Dr.-Ing. W. Korte, unter Mitarbeit von Dipl.-Ing. P. A. Mäcke und Dipl.-Ing. W. Leutzbach, Aachen
Die Leistungsfähigkeit von Verkehrsanlagen des motorisierten städtischen Straßenverkehrs
1956, 98 Seiten, 35 Abb., 5 Tabellen, 1 Falttafel, DM 22,50

HEFT 294
Dipl.-Ing. B. Naendorf, Essen
Untersuchungen industrieller Gasbrenner
1956, 58 Seiten, 6 Abb., 3 Tabellen, DM 12,40

HEFT 295
Prof. Dr.-Ing. H. Opitz und Dipl.-Ing. H. Axer, Aachen
Untersuchung und Weiterentwicklung neuartiger elektrischer Bearbeitungsverfahren
1956, 42 Seiten, 27 Abb., DM 10,30

HEFT 296
Prof. Dr.-Ing. H. Opitz, Aachen
I. Untersuchungen an elektronischen Regelantrieben
II. Statische Untersuchungen zur Ausnutzung von Drehbänken
1956, 46 Seiten, 18 Abb., DM 10,40

HEFT 297
Dr. K. Schaarwächter, Düsseldorf
Die Reduktion von Siliziumtetrachlorid im Lichtbogen zur nachfolgenden Silizierung von Eisenblechen
in Vorbereitung

HEFT 298
Prof. Dr.-Ing. E. Oehler, Aachen
Untersuchung von kritischen Drehzahlen, die durch Kreiselmomente verursacht werden
1956, 50 Seiten, 35 Abb., DM 13,15

HEFT 299
Dr. J. Fassbender und W. Hoppe, Bonn
Eine photoelektrische Nachlaufeinrichtung für Analogie-Rechenmaschinen
1956, 20 Seiten, 8 Abb., DM 7,65

HEFT 300
Prof. Dr. E. Schutz und Privatdozent Dr. H. Caspers, Münster
Tierexperimentelle Untersuchungen über die Alkoholwirkungen auf Erregbarkeit und bioelektrische Spontanaktivität der Hirnrinde
1956, 44 Seiten, 6 Abb., 1 Tabelle, DM 9,55

HEFT 301
Prof. Dr. W. Weltzien, Dr. G. Cossmann und P. Diehl, Krefeld
Über die fraktionierte Füllung von Polyamiden (II)
1956, 54 Seiten, 1 Abb., 16 Tabellen, DM 11,30

HEFT 302
Prof. Dr.-Ing. W. Wegener und Dipl.-Ing. W. Zahn, Aachen
Untersuchungen von gesponnenen Garnen auf ihre Gleichmäßigkeit nach verschiedenen Meßmethoden
1957, 58 Seiten, 34 Abb., DM 15,20

HEFT 303
Prof. Dr. Ing. S. Kiesskalt, Aachen
Das Institut der Forschungsgesellschaft Verfahrenstechnik e. V. an der Technischen Hochschule Aachen
1956, 76 Seiten, 20 Abb., 3 Tabellen, DM 16,40

HEFT 304
Prof. Dr.-Ing. K. Krekeler, Düsseldorf, und Dipl.-Ing. A. Kleine-Albers, Aachen
Beitrag zur thermoelastischen Warmformbarkeit von Hart-PVC
1957, 72 Seiten, 29 Abb., DM 17,70

HEFT 305
Prof. Dr.-Ing. K. Krekeler, Düsseldorf, Dr.-Ing. H. Peukert, Aachen, und Dipl.-Ing. W. Schmitz, Siegburg
Heißgas-Schweißung von Hart-Polyvinylchlorid mit Zusatzwerkstoff
1956, 44 Seiten, 27 Abb., 5 Tabellen, DM 12,50

HEFT 306
Prof. Dr. B. Rensch, Münster
Elektrophysiologische Untersuchungen zur Analysierung der Bildung von Assoziationen und Gedächtnisspuren in Gehirn und Rückenmark
Prof. Dr. A. Loeser, Münster
Akute und chronische Giftwirkungen sauerstoffhaltiger Lösungsmittel
1956, 36 Seiten, 9 Abb., DM 8,90

HEFT 307
Privatdozent Dr. J. Juilfs, Krefeld
Vergleichende Untersuchungen zur elastischen und bleibenden Dehnung von Fasern
1956, 36 Seiten, 11 Abb., DM 8,30

HEFT 308
Privatdozent Dr. J. Juilfs, Krefeld
Zur Messung der Fadenglätte
1956, 22 Seiten, 10 Abb., 2 Tabellen, DM 8,—

HEFT 309
Prof. Dr. K. Cruse und Mitarbeiter, Clausthal-Zellerfeld
Aufbau und Arbeitsweise eines universell verwendbaren Hochfrequenz-Titrationsgerätes
1957, 48 Seiten, 29 Abb., DM 11,90

HEFT 310
Dr. P. F. Müller, Bonn
Die Integrieranlage des Rheinisch-Westfälischen Instituts für Instrumentelle Mathematik in Bonn
1956, 62 Seiten, 6 Abb., 30 Satzskizzen, DM 14,45

HEFT 311
Prof. Dr. F. Wever und Dr. M. Hempel, Düsseldorf
Dauerschwingfestigkeit von Stählen bei erhöhten Temperaturen
Teil I: Erkenntnisse aus bisherigen Dauerschwingversuchen in der Wärme
1956, 48 Seiten, 19 Abb., 2 Tabellen, DM 10,90

HEFT 312
Prof. Dr. F. Wever und Dr. M. Hempel, Düsseldorf
Dauerschwingfestigkeit von Stählen bei erhöhten Temperaturen
Teil II: Zug-Druck-Dauerschwingversuche an zwei warmfesten Stählen bei Temperaturen von 500 bis 650°
1956, 48 Seiten, 20 Abb., 3 Tabellen, DM 13,—

WESTDEUTSCHER VERLAG · KÖLN UND OPLADEN

HEFT 313
Prof. Dr. F. Wever, Dr. W. Koch und
Dipl.-Phys. H. Rohde, Düsseldorf
Änderungen des Babitus und der Gitterkonstanten des Zementits in Chromstählen bei verschiedenen Wärmebehandlungen
1956, 88 Seiten, 29 Abb., 8 Tabellen, DM 20,90

HEFT 314
Prof. Dr. F. Wever, Dr.-Ing. A. Krisch, Düsseldorf, und Dr.-Ing. H.-J. Wiester, Essen
Veränderungen des Gefugeaufbau von Chrom-Nickel-Molybdän-Stählen bei langzeitiger Beanspruchung im Zeitstandversuch bei 500°
1956, 48 Seiten, 26 Abb., 5 Tabellen, DM 11,70

HEFT 315
Prof. Dr. F. Wever und Dr.-Ing. A. Krisch, Düsseldorf
Metallkundliche Untersuchungen an Zeitstandproben
1956, 38 Seiten, 12 Abb., DM 9,15

HEFT 316
Dr. F. Keune, Aachen
Zusammenfassende Darstellung und Erweiterung des Aequivalenzsatzes für schallnahe Strömung
1956, 80 Seiten, 22 Abb., DM 17,90

HEFT 317
Dr.-Ing. J. Stelter, Aachen
Mikrobiologische Ultraschallwirkungen
1957, 106 Seiten, 41 Abb., 12 Tab., DM 23,90

HEFT 318
Dipl.-Ing. H. Kickert, Aachen
Über die Ausbreitung von Ultraschall in Luft
1957, 78 Seiten, 51 Abb., 7 Tab., DM 19,20

HEFT 319
Prof. Dr. C. Kröger, Aachen
Gemengereaktionen und Glasschmelze
1957, 118 Seiten, 53 Abb., 16 Tab., DM 26,—

HEFT 320
Dr. H.-E. Caspary, Köln
Verwendung von Szintillationszählern an Stelle von Zählrohren zur zerstörungsfreien Materialprüfung
1956, 42 Seiten, 13 Abb., 2 Tabellen, DM 10,10

HEFT 321
Prof. Dr. F. Wever, Düsseldorf, und Dr. W. Wepner, Koln
Gleichzeitige Bestimmung kleiner Kohlenstoff- und Stickstoffgehalte im a-Eisen durch Dämpfungsmessung
1956, 30 Seiten, 3 Abb., 4 Tabellen, DM 6,80

HEFT 322
Prof. Dr.-Ing. F. Bollenrath und Dipl.-Ing. W. Domke, Aachen
Eigenspannungen in vergüteten, dickwandigen Stahlzylindern nach Oberflächenhärtung mit induktiver Erwärmung
1956, 30 Seiten, 9 Abb., 2 Tabellen, DM 6,90

HEFT 323
Prof. Dr. R. Seyffert, Köln
Wege und Kosten der Distribution der Textilien, Schuh- und Lederwaren
1956, 98 Seiten, 37 Tabellen, 1 Falttaf., DM 12,—

HEFT 324
Prof. Dr.-Ing. H. Opitz, Dr.-Ing. E. Saljé und Dipl.-Ing. K. E. Schwartz, Aachen
Richtwerte für das Außenrund-Langs- und Einstechschleifen
1956, 62 Seiten, 44 Abb., 2 Tabellen, DM 13,85

HEFT 325
Prof. Dr. E. Schratz, Munster
Pharmakognostische Untersuchungen am Medizinal-Rhabarber
1957, 62 Seiten, 29 Abb., 3 Tabellen, DM 17,90

HEFT 326
Prof. Dr.-Ing. E. Essers und Mitarbeiter, Aachen
Deichselkrafte an Lastzugen
1957, 96 Seiten, 34 Abb., DM 22,10

HEFT 327
Prof. Dr.-Ing. habil. K. Krekeler und Dr.-Ing. H. Peukert, Aachen
Beitrag zur thermoelastischen Formbarkeit von Polyäthylen
1956, 56 Seiten, 49 Abb., 9 Tabellen, DM 12,80

HEFT 328
Dr. H. Maeder, Belo Horizonte
Schweißen von Temperguß
1957, 92 Seiten, 59 Abb., 42 Tabellen, DM 25,50

HEFT 329
Dipl.-Ing. A. Krüger, Karlsruhe, und Feuerwehr-Ing. R. Radusch, Dortmund
Wasserzerstäubung im Strahlrohr
1956, 86 Seiten, 21 Abb., 3 Tabellen, DM 18,65

HEFT 330
Dipl.-Physiker E. Pepping, Aachen
Die Durchflußzahl des Rechteckschlitzes in einer sehr großen Wand
1957, 54 Seiten, 21 Abb., DM 12,35

HEFT 331
Dipl.-Ing. G. Bretschneider, Ruit
Die Messung der wiederkehrenden Spannung mit Hilfe des Netzmodelles
1957, 46 Seiten, 21 Abb., 2 Tab., DM 11,20

HEFT 332
Prof. Dr.-Ing. R. Jaeckel und Dr. G. Reich, Bonn
Messung von Dampfdrucken im Gebiet unter 10^{-2} Torr
1956, 42 Seiten, 16 Abb., 2 Tabellen, DM 10,40

HEFT 333
Prof. Dipl.-Ing. W. Sturtzel und Dr.-Ing. W. Graff, Duisburg
I. Der Flachwassereinfluß auf den Form- und Reibungswiderstand von Binnenschiffen
II. Der Flachwassereinfluß auf die Nachstrom- und Sogverhaltnisse bei Binnenschiffen
1956, 44 Seiten, 14 Abb., DM 9,80

HEFT 334
Prof. Dr. W. Weizel und Dr. G. Meister, Bonn
Spektralanalyse durch Messung des Interferenz-Kontrastes
1956, 42 Seiten, DM 9,80

HEFT 335
Prof. Dr. W. Weizel und H. Hornberg, Bonn
Untersuchungen der anodischen Teile einer Glimmentladung
1957, 62 Seiten, 14 Farbabb., 21 Abb., 1 Tab., DM 32,80

HEFT 336
Dr. Tung-ping Yao, Aachen
Die Viskosität metallischer Schmelzen
1957, 64 Seiten, 28 Abb., 2 Tab., DM 14,40

HEFT 337
Dr. R. Hoeppener und Dr. W. Bierther, Bonn
Tektonik und Lagestätten im Rheinischen Schiefergebirge
1957, 66 Seiten, 14 Abb., DM 16,25

HEFT 338
Prof. Dr.-Ing. W. Wegener, Aachen, und Dipl.-Ing. J. Schneider, M.-Gladbach
Die Bedeutung der Knotenart für die Herabminderung der Fadenbrüche
1957, 40 Seiten, 6 Abb., DM 11,90

HEFT 339
Prof. Dr.-Ing. W. Wegener und Dipl.-Ing. W. Zahn, Aachen
Vergleich des normalen mit verschiedenen abgekurzten Baumwollspinnverfahren in bezug auf Gleichmäßigkeit und Sortierungsstreuung der Garne
1956, 56 Seiten, 17 Abb., 17 Tabellen, DM 12,70

HEFT 340
Dipl.-Ing. W. Rohs und Dipl.-Ing. R. Otto, Bielefeld
Das Naßspinnen von Bastfasergarnen mit Spinnbadzusätzen unter Ausnutzung einer zentralen Spinnwasserversorgungsanlage
1956, 56 Seiten, 2 Abb., 6 Tabellen, DM 11,60

HEFT 341
Prof. Dr.-Ing. H. Winterhager und Dipl.-Ing. L. Werner, Aachen
Prazisions-Meßverfahren zur Bestimmung des elektrischen Leitvermögens geschmolzener Salze
1956, 44 Seiten, 19 Abb., 1 Tabelle, DM 10,60

HEFT 342
Prof. Dr.-Ing. H. Winterhager und Dipl.-Ing. W. Barthel, Aachen
Die Gewinnung von Titanschlackenkonzentraten aus eisenreichen Ilemniten
1957, 60 Seiten, 30 Abb., 6 Tab., DM 13,30

HEFT 343
Prof. Dr.-Ing. W. Petersen, Aachen, und Dipl.-Ing. S. Wawroschek, Aachen
Die zweckmäßigsten Gütebestimmungsverfahren und Brikettierungsbedingungen bei der Erzeugung von Braunkohlen-Eisenerz-Briketts
1956, 64 Seiten, 28 Abb., DM 13,95

HEFT 344
Prof. Dr.-Ing. W. Fucks, Aachen
Zur Deutung einfachster mathematischer Sprachcharakteristiken
1956, 38 Seiten, 12 Abb., DM 7,80

HEFT 345
Dipl.-Ing. G. Cerbe und Dipl.-Ing. H. Monstadt, Essen
Konvektive Trocknung mit gasbeheizter Luft und Trocknung durch Gasstrahler
1957, 46 Seiten, 16 Abb., DM 10,40

HEFT 346
Dipl.-Ing. O. Arnold, Aachen
Erfahrungen mit Kernbohrungen zur Lagerstättenuntersuchung im Erzbergbau
1957, 36 Seiten, 2 Abb., 3 Falttaf. 6 Tab., DM 8,80

HEFT 347
S. Ruff, F. Kipp, H. Hansteen und G. Müller, Bonn
Untersuchungen zur Frage der Gehorschädigungen des fliegenden Personals der Propellerflugzeuge
1957, 50 Seiten, 27 Abb., 3 Tab., DM 11,10

HEFT 348
Prof. Dr.-Ing. E. Piwowarsky und Dr.-Ing. E. G. Nickel, Aachen
Metallurgie eines hochwertigen Gußeisens mit kompakter bis kugelförmiger Graphitausbildung
1957, 54 Seiten, 27 Abb., 5 Tab., DM 13,30

HEFT 349
Dr.-Ing. W. A. Fischer, Dr.-Ing. H. Treppschuh und Dipl.-Ing. K. H. Köthemann, Düsseldorf
Tiegel aus Schmelzmagnesia für Vakuuminduktionsöfen
1957, 34 Seiten, 14 Abb., DM 8,40

HEFT 350
Prof. Dr.-Ing. habil. K. Krekeler und Dr.-Ing. H. Peukert, Aachen
Das Spannungsverhalten der Kunststoffe bei der Verarbeitung
in Vorbereitung

HEFT 351
Prof. Dr.-Ing. H. Opitz, Dipl.-Ing. H. Axer und Dipl.-Ing. H. Rhode, Aachen
Zerspanbarkeit hochwarmfester und nichtrostender Stähle. Teil I
1957, 96 Seiten, 73 Abb., 2 Tab., DM 21,80

HEFT 352
Dipl.-Ing. H. Fauser, Aachen
Fahrdynamik und Batterie-Arbeitsverbrauch von Akkumulatorenlokomotiven im Untertagebetrieb
1957, 152 Seiten, 78 Abb., DM 36,10

HEFT 353
Forschungsinstitut für Rationalisierung, Aachen
Schlagwortregister zur Rationalisierung
1957, 376 Seiten, DM 56,—

HEFT 354
Dipl.-Ing. D. Wagener, Aachen
Auswirkungen neuer Gaserzeugungs-Verfahren unter Berucksichtigung der Auswirkung auf den Kokereibetrieb
in Vorbereitung

HEFT 355
Prof. Dr.-Ing. habil. K. Krekeler, Dr.-Ing. H. Peukert und Dipl.-Ing. A. Kleine-Albers, Aachen
Heißgas-Schweißungen von Weich-Polyvinylchlorid mit Zusatzwerkstoff
1957, 44 Seiten, 19 Abb., DM 11,—

HEFT 356
Dipl.-Phys. G. Gurke, Aachen
Aufbau einer Meßanlage für Untersuchungen elektrischer Gasentladung im Bereiche großer p. d.-Werte
1956, 38 Seiten, 13 Abb., DM 8,65

HEFT 357
Prof. Dr.-Ing. W. Fucks, Aachen
Mathematische Analyse der Formalstruktur von Musik
in Vorbereitung

HEFT 358
Prof. Dr. rer. nat. W. Weltzien, Dipl.-Chem. P. Ringel und Text.-Ing. H. Kirchhoff, Krefeld
Die Waschechtheit von Färbungen. Vergleichende Untersuchungen auf dem Gebiete der Echtheitsprüfung
in Vorbereitung

HEFT 359
Dr.-Ing. F. J. Meister, Düsseldorf
Veränderung der Hörschärfe, Lautheitsempfindung und Sprachaufnahme während des Arbeitsprozesses bei Lärmarbeitern
1957, 84 Seiten, 11 Abb., 40 Audiogramme, 41 Tab., DM 19,90

HEFT 360
Dr.-Ing. E. Barz, Remscheid
Fertigungsverfahren und Spannungsverlauf bei Kreissägeblättern für Holz
1957, 72 Seiten, 40 Abb., DM 17,—

HEFT 361
Dipl.-Ing. H. F. Klein, Aachen
Die nichtstationären Strömungsvorgänge und der Wärmeübergang in einem Schwingfeuergerät
1957, 84 Seiten, 34 Abb., 4 Falttafeln, DM 25,90

HEFT 362
Prof. Dr. med. G. Lehmann und Dipl.-Phys. D. Dieckmann, Dortmund
Die Wirkung mechanischer Schwingungen (0,5 bis 100 Hertz) auf den Menschen
1957, 100 Seiten, 53 Abb., 6 Tab., DM 22,50

WESTDEUTSCHER VERLAG · KÖLN UND OPLADEN

HEFT 363
Dr.-Ing. U. Domm, Frankenthal (Pfalz)
Über eine Hypothese, die den Mechanismus der Turbulenz-Entstehung betrifft
1956, 28 Seiten, 4 Abb., DM 6,45

HEFT 364
Prof. Dr. Th. Beste, Köln
Die Mehrkosten bei der Herstellung ungängiger Erzeugnisse im Vergleich zur Herstellung vereinheitlichter Erzeugnisse
1957, 352 Seiten, DM 50,—

HEFT 365
Sozialforschungsstelle an der Universität Münster, Dortmund
Standort und Wohnort
1957, Textband: 350 Seiten, 28 Karten, 73 Tab.
Anlageband: 15 Karten, 21 Tab., DM 99,—

HEFT 366
Versuchsanstalt für Binnenschiffbau e. V., Duisburg
Bei Flachwasserfahrten durch die Strömungsverteilung am Boden und an den Seiten stattfindende Beeinflussung des Reibungswiderstandes von Schiffen
1957, 96 Seiten, 39 Abb., 28 Tab., DM 20,40

HEFT 367
Dr. rer. nat. D. Horstmann, Düsseldorf
Der Angriff eisengesättigter Zinkschmelzen auf kohlenstoff-, schwefel- und phosphorhaltiges Eisen
1957, 52 Seiten, 22 Abb., 6 Tab., DM 12,85

HEFT 368
Prof. Dr. phil. H. Kaiser, Dortmund
Entwicklung betriebsmäßiger spektrochemischer Analysenverfahren für technische Gläser
1957, 40 Seiten, 11 Abb., DM 9,10

HEFT 369
Prof. Dr.-Ing. R. Jaeckel und Dipl.-Phys. F. J. Schittko, Bonn
Gasabgabe von Werkstoffen ins Vakuum
1957, 48 Seiten, 20 Abb., 6 Tab., DM 13,30

HEFT 370
Dr. phil. habil. F. Schwarz, Köln
Physikochemische Grundlagen der Bildsamkeit von Kalken unter Einbeziehung des Begriffes der aktiven Oberfläche
in Vorbereitung

HEFT 371
Dr. phil. W. Lejeune, Köln
Beitrag zur statistischen Verifikation der Minderheiten-Theorie
in Vorbereitung

HEFT 372
Prof. Dr. phil. M. von Stackelberg, Bonn
Untersuchungen zur Ausarbeitung und Verbesserung von polarographischen Analysenmethoden. 2. Bericht
1957, 44 Seiten, 9 Abb., 7 Tab., DM 10,10

HEFT 373
Dipl.-Ing. H. J. Koch, Essen
Druckgasfeuerung — ein Verfahren zum Betrieb von Gasfeuerstätten
1957, 38 Seiten, 8 Abb., 10 Tab., DM 8,50

HEFT 374
Dr. E. Paproth, Krefeld
Paläontologische Bearbeitung der in den devonischen Schichten des Siegerlandes enthaltenen Faunen
1957, 38 Seiten, 3 Tab., DM 8,30

HEFT 375
Technischer Überwachungsverein e. V., Essen
Wanddickenmessungen mittels radioaktiver Strahlen und Zählrohrgerät
in Vorbereitung

HEFT 376
Technischer Überwachungsverein e. V., Essen
Wasserumlaufprobleme an Hochdruckkesseln
in Vorbereitung

HEFT 377
Technischer Überwachungsverein e. V., Essen
Versuche an Wanderrostkesseln mit befeuchteter Verbrennungsluft
in Vorbereitung

HEFT 378
Oberingenieur H. Stein, M.-Gladbach
Beobachtung und maßtechnische Erfassung der Vorgänge im Spinn- und Aufwindefeld von Ringspinn- und Ringzwirnmaschinen
1957, 104 Seiten, 88 Abb., 3 Tabellen, DM 26,90

HEFT 379
Laboratorium für textile Meßtechnik, M.-Gladbach
Schußfadenspannung beim Weben
1957, 76 Seiten, 17 Abb., 3 Tabellen, DM 18,60

HEFT 380
Dipl.-Phys. R. Trappenberg, Karlsruhe
Theoretische und experimentelle Untersuchungen zur Staubverteilung einer Rauchfahne
1957, 64 Seiten, 7 Abb., 18 Tabellen, DM 14,90

HEFT 381
Dr. J. Juilfs, Krefeld
Zur Dichtebestimmung von Fasern. Methoden und Beispiele der praktischen Anwendung
1957, 76 Seiten, 34 Abb., 18 Tabellen, DM 17,—

HEFT 382
Dr. phil. habil. P. Hölemann, Ing. R. Hasselmann und Ing. G. Dix, Dortmund
Die Messung von Flammen- und Detonationsgeschwindigkeiten bei der explosiven Zersetzung von Acetylen in Rohren
1957, 36 Seiten, 7 Abb., 4 Tab., DM 8,10

HEFT 383
Dr. phil. habil. P. Hölemann und Ing. R. Hasselmann, Dortmund
Verlauf von Azetylenexplosionen in Rohren bei Gegenwart von porösen Massen
1957, 68 Seiten, 10 Abb., 15 Tabellen, DM 16,60

HEFT 384
Prof. Dr.-Ing. H. Opitz, Aachen
Schwingungsuntersuchungen an Werkzeugmaschinen
in Vorbereitung

HEFT 385
Prof. Dr.-Ing. H. Opitz, Aachen
Zerspanbarkeit hochwarmfester und nichtrostender Stähle. Teil II
1957, 86 Seiten, 54 Abb., 5 Tabellen, DM 19,30

HEFT 386
Prof. Dr.-Ing. H. Opitz, Aachen
Standzeituntersuchungen und Verschleißmessungen mit radioaktiven Isotopen
in Vorbereitung

HEFT 387
Prof. Dr. med. W. Kikuth und Dozent Dr. med. L. Grün, Düsseldorf
Die Verhütung von Infektion durch Desinfektion des Raumes und der Raumluft
1957, 96 Seiten, 14 Abb., 20 Tab., DM 22,50

HEFT 388
Prof. Dr. rer. nat. habil. W. Baumeister und Dr. rer. nat. H. Burghardt, Münster
Die Bedeutung der Elemente Zink und Fluor für das Pflanzenwachstum
1957, 48 Seiten, 17 Tab. DM 10,20

HEFT 389
Prof. Dr.-Ing. habil. H. Fink und K. W. Hoppenhaus, Köln
Die biologische Eiweiß-Synthese von höheren und niederen Pilzen und die alimentäre Lebernekrose der Ratte
1957, 76 Seiten, 2 Abb., 24 Tab., DM 15,60

HEFT 390
Dr.-Ing. J. Endres und Dr.-Ing. G. Hiebel, München
Berechnung der optimalen Leistungen, Kraftstoffverbräuche und Wirkungsgrade von Luftfahrt-Gasturbinen-Triebwerken am Boden und in der Höhe bei Fluggeschwindigkeiten von 0—2000 km/h und bei vorgegebenen Düsenausströmgeschwindigkeiten
in Vorbereitung

HEFT 391
Prof. Dr. phil. F. Wever, Dr. phil. W. Koch und Dipl.-Chem. F. Stricker, Düsseldorf
Die quantitative spektrographische Analyse von Gasgemischen aus Kohlenmonoxyd, Wasserstoff und Stickstoff
1957, 48 Seiten, 21 Abb., 3 Tab., DM 11,30

HEFT 392
Prof. Dr. phil. F. Wever u. a., Düsseldorf
Untersuchungen über den Konverterrauch im Hinblick auf die spektrale Überwachung des Thomasprozesses
1957, 48 Seiten, 14 Abb., 4 Tab., DM 12,10

HEFT 393
Dr.-Ing. O. Viertel und S. Brückner-Lucas, Krefeld
Arbeitszeitstudien an Haushaltwaschmaschinen
1957, 74 Seiten, 8 Abb., 13 Tab., DM 17,30

HEFT 394
Privatdozent Dr. med. W. Koch, Münster
Die Ablagerung radioaktiver Substanzen im Knochen
in Vorbereitung

HEFT 395
Dipl.-Ing. L. Hahn, Clausthal-Zellerfeld
Untersuchungen zur Frage des optimalen Bohrloch- und Patronendurchmessers
1957, 132 Seiten, 49 Abb., 19 Tab., DM 31,25

HEFT 396
Prof. Dr.-Ing. F. Schultz-Grunow, Dr.-Ing. A. Jogerich, Essen, Dipl.-Ing. H. Meyer, cand. ing. P. Sand, Aachen
Untersuchungen des Luftwiderstandes von Güterwagen
1957, 42 Seiten, 18 Abb., 5 Tab., DM 10,90

HEFT 397
Techn.-Wissenschaftliches Büro für die Bastfaserindustrie, Bielefeld
Ungleichmäßigkeiten in Bändern von Bastfaserkarden, ihre Ursachen und Auswirkungen
1957, 60 Seiten, 18 Abb., 1 Tab., DM 14,80

HEFT 398
Prof. Dr. habil. H. E. Schwiete, Aachen, u. a.
Einlagerungsversuche an synthetischem Mullit I. — Die Zusammensetzung der Schmelzphase in Schamottesteinen I
1957, 58 Seiten, 6 Abb., 9 Tab., DM 14,40

HEFT 399
Prof. Dr. habil. H. E. Schwiete und Dr.-Ing. R. Vinkeloe, Aachen
Möglichkeiten der quantitativen Mineralanalyse mit dem Zählrohrgerät unter besonderer Berücksichtigung der Mineralgehaltsbestimmung von Tonen
in Vorbereitung

HEFT 400
Prof. Dr. phil. W. Fuchs und Dipl.-Chem. H. Weyerstrass, Aachen
Entwicklung eines Heißfilters zur Reinigung von Gichtgas eines mit Kohle betriebenen Niederschachtofens
1958, 88 Seiten, 30 Abb., DM 20,20

HEFT 401
Prof. Dr.-Ing. M. Lipp und Dipl.-Chem. G. Frielingsdorf, Aachen
Darstellung reaktionsfähiger Verbindungen des Camphansystems und Versuche zu deren Fluorierung
1957, 84 Seiten, DM 17,—

HEFT 402
Prof. Dr. W. Linke, Aachen
Die Wärmeübertragung durch Thermopane-Fenster
in Vorbereitung

HEFT 403
Prof. Dr.-Ing. P. Denzel und Dipl.-Ing. W. Cremer, Aachen
Verbesserung der Benutzungsdauer der Höchstlast in ländlichen Netzen durch Anwendung elektrischer Geräte in der Landwirtschaft
1957, 46 Seiten, 23 Abb., DM 12,10

HEFT 404
Prof. Dr. R. Jaeckel und Dipl.-Phys. F. Gross, Bonn
Die Löslichkeit von Gasen in schwerflüchtigen organischen Flüssigkeiten
1957, 46 Seiten, 17 Abb., 1 Tab., DM 11,50

HEFT 405
Prof. Dr.-Ing. H. Opitz und Dipl.-Ing. H. Schuler, Aachen
Untersuchungen für einen Wirtschaftlichkeitsvergleich der Feinbearbeitungsverfahren
in Vorbereitung

HEFT 406
W. Kirsch, Remscheid
Entwicklungsarbeiten auf dem Gebiete des Korrosionsschutzes
1957, 86 Seiten, 28 Abb., 11 Tabellen, DM 19,—

HEFT 407
Prof. Dr.-Ing. H. Schenk, Aachen, und Dr.-Ing. W. Wenzel, Bad Godesberg
Entwicklungsarbeiten auf dem Gebiete der Verhüttung von Erzstaub in Schmelzkammern
1957, 82 Seiten, 9 Abb., 18 Tabellen, DM 17,10

HEFT 408
Prof. Dr. phil. F. Wever, Dr.-Ing. W. Lueg und Dr.-Ing. H. G. Müller, Düsseldorf
Kraft- und Arbeitsbedarf beim Warmscheren von Stahl in Abhängigkeit von Temperatur und Schnittgeschwindigkeit
1957, 46 Seiten, 15 Abb., 3 Tab., DM 11,35

WESTDEUTSCHER VERLAG · KÖLN UND OPLADEN

HEFT 409
Prof. Dr. phil. F. Wever, Dr. phil. W. Koch, Dr. rer. nat.
Ch. Ilschner-Gensch und Dipl.-Phys. H. Rohde, Düsseldorf
Das Auftreten eines kubischen Nitrids in aluminiumlegierten Stählen
1957, 38 Seiten, 12 Abb., 3 Tabellen, DM 10,10

HEFT 410
Prof. Dr. phil. F. Wever, Prof. Dr. rer. techn. A. Kochendörfer, Dr. phil. nat. M. Hempel, Düsseldorf und Dipl.-Phys. E. Hillenhagen, Köln
Biegewechselversuche mit Flachproben aus Alpha-Eisen-Einkristallen zur Bestimmung der Wechselfestigkeit und der Gleitspuren
1957, 112 Seiten, 58 Abb., 3 Tabellen, DM 30,—

HEFT 411
Prof. Dr. W. Halbsguth und Dr. L. Sommer, Frankfurt/M.
Grundlegende Versuche zur Keimungsphysiologie von Pilzsporen
1957, 100 Seiten, 13 Abb., 32 Tabellen., DM 22,70

HEFT 412
Prof. Dr.-Ing. H. Opitz, Aachen
Kennwerte und Leistungsbedarf für Werkzeugmaschinengetriebe
in Vorbereitung

HEFT 413
Prof. Dr.-Ing. H. Opitz, Aachen
Richtwerte für das Fräsen von unlegierten und legierten Baustählen mit Hartmetall, Teil II
1957, 56 Seiten, 35 Abb., 4 Tabellen, DM 14,40

HEFT 414
Dr. med. H. K. Parchwitz und Dr. med. C. Winkler, Bonn
Speicherung organischer Farbstoffe und künstlich radioaktiver Substanzen in Geschwülsten
1958, 46 Seiten, 14 Abb., DM 13,35

HEFT 415
Prof. Dr.-Ing. W. Paul, Dr. rer. nat. O. Osberghaus und Dipl.-Phys. E. Fischer, Bonn
Ein Ionenkäfig
in Vorbereitung

HEFT 416
Oberreg.-Gewerberat Dipl.-Ing. G. Steinicke, Hamburg
Die Wirkung von Lärm auf den Schlaf des Menschen
1957, 46 Seiten, 14 Abb., 8 Tab., DM 11,60

HEFT 417
Prof. Dr.-Ing. habil. E. Rößger, Berlin
I. Teil: Die Entwicklung des Weltluftverkehrs, Ergänzungsbericht 1954
II. Teil: Die zivile Luftfahrtpolitik der USA
1957, 230 Seiten, 6 Abb., 83 Tab., DM 48,—

HEFT 418
O. Gdaniec, Mülheim/Ruhr
Über die Randlochkarte als Hilfsmittel in der Dokumentation
1957, 44 Seiten, 15 Abb., 8 Tab., DM 10,10

HEFT 419
Dipl.-Ing. K. Brooks
Die Messungen der Reflexionseigenschaften künstlicher und natürlicher Materialien mit quasi-optischen Methoden bei Mikrowellen
1957, 78 Seiten, 52 Abb., DM 20,35

HEFT 420
Dipl.-Ing. M. Vogel, Oberpfaffenhofen
Das Spektralgebiet zwischen dem langwelligen Ultrarot und Mikrowellen
1957, 66 Seiten, 2 Abb., DM 13,50

HEFT 421
ORR Dipl.-Volkswirt Dr. H. Rogmann, Düsseldorf
Die Erforschung der Verkehrskonjunktur und der langzeitigen Dynamik in der Verkehrswirtschaft (Zusammenfassung der eingegangenen Stellungnahmen und Vorschläge)
1957, 168 Seiten, 3 Falttafeln, DM 26,60

HEFT 422
Prof. Dr.-Ing. K. Leist und Dipl.-Ing. W. Dettmering, Aachen
Prüfstände zur Messung der Druckverteilung an rotierenden Schaufeln
in Vorbereitung

HEFT 423
Prof. Dr.-Ing. K. Leist und Dr.-Ing. O. Thun, Aachen
Strömungsmessungen über Brennkammer-Wirkungsgrade
in Vorbereitung

HEFT 424
Prof. Dr.-Ing. K. Leist und Dipl.-Ing. I. Weber, Aachen
Spannungsoptische Untersuchungen von rotierenden Scheiben mit exzentrischen Bohrungen
in Vorbereitung

HEFT 425
Dipl.-Ing. H. Lübke, Hamburg
Gasturbinen und Strahlantriebe für Hubschrauber
in Vorbereitung

HEFT 426
Prof. Dr.-Ing. H. Opitz und Dipl.-Ing. W. Scholz, Aachen
Untersuchungen über den Räumvorgang
1957, 74 Seiten, 36 Abb., 7 Tab., DM 16,55

HEFT 427
Dr.-Ing. J. Endres, München
Kinematische Untersuchung eines Zweitakt-Hochleistungs-Dieseltriebwerks mit achsparallelen Zylindern und gegenläufigen Kolben
in Vorbereitung

HEFT 428
Dr.-Ing. J. Endres, München
Untersuchungen über die Beschleunigungsverhältnisse eines Zweitakt-Hochleistungs-Dieseltriebwerks mit achsparallelen Zylindern und gegenläufigen Kolben
in Vorbereitung

HEFT 429
Prof. Dr. O. Kuhn, Köln
Selektive Wirkung verschiedener Stoffgruppen auf tierische Gewebe
1957, 54 Seiten, 32 Abb., DM 13,15

HEFT 430
Prof. Dr. G. Garbotz, Aachen und Dr.-Ing. G. Dress, Cadiz
Untersuchungen über das Kräftespiel an Flachbagger-Schneidwerkzeugen in Mittelsand und schwach bindigem, sandigem Schluff unter besonderer Berücksichtigung der Planierschilde und ebenen Schürfkübelschneiden
in Vorbereitung

HEFT 431
Prof. Dr.-Ing. H. Winterhager, Dr.-Ing. R. Kammel und Dipl.-Ing. W. Barthel, Aachen
Fortschritte auf dem Gebiet der Titanmetallurgie 1950—1955
1957, 160 Seiten, DM 34,50

HEFT 432
Dipl.-Phys. R. Werz, Bonn
Die Entwicklung einer Synchrozyklotron-Ionenquelle
in Vorbereitung

HEFT 433
Dr.-Ing. G. Satlow, Aachen
Über einige physikalische und chemische Eigenschaften der Wolle von der gewaschenen Wolle bis zum Kammzug
1957, 72 Seiten, 15 Abb., 19 Tab., DM 15,25

HEFT 434
Dipl.-Ing. W. Rohs und Dr. J. Geurten, Bielefeld
Schlichten für Baumwollgarne
1957, 108 Seiten, 3 Abb., zahlreiche Tab., DM 23,70

HEFT 435
Dipl.-Ing. W. Rohs und Dipl.-Ing. L. Steinmetz, Bielefeld
Die Masseungleichmäßigkeit von Flachstreckenbändern in Abhängigkeit von Verzug und Dopplung
1957, 42 Seiten, 4 Abb., 2 Tabellen, DM 9,90

HEFT 436
Priv.-Doz. Dr. habil. J. Juilfs, Krefeld
Zur Bestimmung der Reißlast (Zugfestigkeit) von Fasern, Fäden und Garnen
in Vorbereitung

HEFT 437
Prof. Dr. G. Schmölders und Dr. I. Meyer, Köln
Geldwertbewußtsein und Münzpolitik. — Das sogenannte Gresham'sche Gesetz im Lichte der ökonomischen Verhaltensforschung
1957, 92 Seiten, DM 20,30

HEFT 438
Prof. Dr.-Ing. H. Winterhager und Dr.-Ing. L. Werner, Aachen
Bestimmung des elektrischen Leitvermögens geschmolzener Fluoride
1957, 52 Seiten, 18 Abb., 10 Tab., DM 11,90

HEFT 439
Prof. Dr. phil. H. Lange, Köln und Dr. rer. nat. R. Kohlhaas, Neuß/Rh.
Anwendung der thermomagnetischen Analyse zum Studium des Umwandlungsverhaltens von Eisenwerkstoffen im Temperaturbereich von —150°C bis +1500°C
in Vorbereitung

HEFT 440
Dr.-Ing. H. Wolf, Aachen
Gekoppelte Hochfrequenzleitungen als Richtkoppler
in Vorbereitung

HEFT 441
Dr. phil. habil. P. Hölemann und Ing. R. Hasselmann, Düsseldorf
Messung des Temperatur- und Druckverlaufes beim Füllen und Entspannen von Dissousgas
1957, 52 Seiten, 6 Abb., 7 Tab., DM 11,25

HEFT 442
Dipl.-Ing. W. Rohs, Text.-Ing. Griese und Text.-Ing. W. Lauer, Bielefeld
Die Auswirkungen der Trocknungsart naßgesponnener Leinengarne auf deren Verarbeitungswirkungsgrad sowie auf die Festigkeits- und Dehnungseigenschaften der Garne und Gewebe
1957, 28 Seiten, 2 Abb., 3 Tab., DM 6,50

HEFT 443
Prof. Dr. phil. W. Weizel und K. Kluth, Bonn
Über die Struktur der positiven Gleitentladungen
1957, 44 Seiten, 30 Abb., DM 12,20

HEFT 444
Dr.-Ing. W. Wilhelm, Aachen
Einfluß der Saugrohrabmessung, der Einlaßsteuerlage und der Größe des Kurbelkastenvolumens auf den Ladungswechsel eines Einzylinder-Zweitakt-Dieselmotors
in Vorbereitung

HEFT 445
Dr.-Ing. E. Barz, Remscheid
Fertigungs- und Prüfverfahren für Feilen
vergriffen

HEFT 446
Dr. med. G. Schäfer
Glutationsstoffwechsel und Sauerstoffmangel
1957, 28 Seiten, 5 Tab., DM 6,40

HEFT 447
Prof. Dr.-Ing. F. Bollenrath, Aachen, Dr.-Ing. H. Füllenbach, Seesen/Harz und Dipl.-Ing. J. Schumacher, Neubeckum/Westf.
Entwicklung rationell arbeitender Spritzkabinen
in Vorbereitung

HEFT 448
Dr. med. C. Winkler, Bonn
Ein Koinzidenz-Szintillometer zum Zwecke der Schilddrüsenfunktionsdiagnostik und der Tumordiagnostik
1957, 32 Seiten, 12 Abb., DM 8,35

HEFT 449
Priv.-Doz. Oberbaurat Dr.-Ing. W. Meyer zur Capellen und Mitarbeiter, Aachen
Bewegungsverhältnisse an der geschränkten Schubkurbel
in Vorbereitung

HEFT 450
Prof. Dr.-Ing. W. Paul, Bonn, und Dipl.-Phys. H. P. Reinhard, M.-Gladbach
Das elektrische Massenfilter als Isotopentrenner
in Vorbereitung

HEFT 451
Prof. Dr. G. Schmölders, Köln
Rationalisierung und Steuersystem
1957, 78 Seiten, DM 17,15

HEFT 452
Prof. Dr. rer. nat. W. Weltzien und Dr. phil. K. Windeck, Krefeld
Veränderungen an Fasern bei der Bleiche mit Natriumchlorid und über einige Vergilbungserscheinungen
1957, 64 Seiten, 3 Abb., 13 Tabellen, DM 14,85

HEFT 453
Forschungsinstitut der Feuerfest-Industrie, Bonn
Die Arbeiten der technisch-wissenschaftlichen Kommission der PRE (Vereinigung der europäischen Feuerfest-Industrie)
1957, 62 Seiten, 9 Abb., 18 Tabellen, DM 14,75

HEFT 454
Dr.-Ing. W. Piepenburg, Dipl.-Ing. B. Bühling und Bauing. J. Behnke, Köln
Haftfestigkeit der Putzmörtel
in Vorbereitung

WESTDEUTSCHER VERLAG · KÖLN UND OPLADEN

HEFT 455
Dr.-Ing. W. A. Fischer, Dr.-Ing. H. Treppschuh und Dipl.-Phys. K. H. Köthemann, Düsseldorf
Erschmelzung von Reinsteisen nach dem Kohlenstoffproduktionsverfahren und Kerbschlagzähigkeit-Temperatur-Kurven dieses Eisens
1957, 38 Seiten, 7 Abb., 6 Tabellen, DM 9,35

HEFT 456
Priv.-Doz. Dir. Dr.-Ing. K. Bungardt, Essen
Zeitstandversuche an austenitischen Stählen und Legierungen
in Vorbereitung

HEFT 457
Prof. Dr. phil. F. Wever, Düsseldorf und Dr. phil. W. Wepner, Köln
Dämpfungsmessungen an schwach gereckten Eisen-Kohlenstoff-Legierungen
1957, 34 Seiten, 7 Abb., 3 Tab., DM 8,40

HEFT 458
Prof. Dr.-Ing. H. Schenck und Dr.-Ing. E. Schmidtmann, Aachen
Das Frischen von Thomas-Roheisen mit Sauerstoff-Wasserdampf-Gemischen und die Eigenschaften der damit erblasenen Stähle
1957, 62 Seiten, 56 Abb., DM 16,35

HEFT 459
Prof. Dr. phil. F. Wever, Dr. phil. O. Krisement und Hanna Schädler, Düsseldorf
Ein isothermes Mikrokalorimeter zur kinetischen Messung von Umwandlungs- und Ausscheidungsvorgängen in Legierungen
1957, 44 Seiten, 14 Abb., DM 10,75

HEFT 460
Prof. Dr. phil. F. Wever und Dr. rer. nat. B. Ilschner, Düsseldorf
Ein isothermes Lösungskalorimeter zur Bestimmung thermo-dynamischer Zustandsgrößen von Legierungen
1957, 44 Seiten, 7 Abb., 4 Tabellen, DM 10,40

HEFT 461
Prof. Dr.-Ing. habil. E. Piwowarski †, Prof. Dr.-Ing. W. Patterson und Dipl.-Ing. F. W. Iske, Aachen
Verbesserung der Zähigkeitseigenschaften von Bessemer-Stahlguß
1958, 54 Seiten, 15 Abb., 16 Tabellen, DM 12,75

HEFT 462
Prof. Dr. rer. nat. J. Weissinger
Zur Aerodynamik des Ringflügels — II. Die Ruderwirkung
Zur Aerodynamik des Ringflügels — III. Der Einfluß der Profildicken
1957, 82 Seiten, 7 Abb., 6 Tabellen, DM 18,20

HEFT 463
Dipl.-Ing. G. Plüss, Essen-Steele
Die Aufteilung der verbrennlichen Bestandteile in Verbrennungsgasen auf CO und H_2 bei Verbrennung mit Luftunterschuß und bei Luftüberschuß und künstlicher Flammenkühlung
1957, 34 Seiten, 7 Abb., 2 Tabellen, DM 8,40

HEFT 464
Dr. phil. habil. P. Hölemann und Ing. R. Hasselmann, Dortmund
Die Möglichkeit der Zündung von Acetylen in Rohrleitungen beim Ausbleiben mit Stickstoff
1957, 38 Seiten, 6 Abb., 6 Tabellen, DM 9,20

HEFT 465
Dr.-Ing. R. Koch, Köln
Amerikanische Fertigungsunterlagen und ihre Werkstattreifmachung für deutsche Betriebe
in Vorbereitung

HEFT 466
Prof. Dr.-Ing. J. Mathieu, Aachen
Überbetrieblicher Verfahrensvergleich
in Vorbereitung

HEFT 467
Prof. Dr. Dr. h. c. E. Klenk und Dr. phil. H. Faillard, Köln
Neue Erkenntnisse über den Mechanismus der Zellinfektion durch Influenzavirus
Die Bedeutung der Neuraminsäure als Zellreceptor für das Influenzavirus
1957, 52 Seiten, 5 Abb., DM 14,40

HEFT 468
Prof. Dr. med. Dr. med. dent. G. Korkhaus und Dr. med. R. Alfter, Bonn
Die Vakuumwurzelbehandlung
in Vorbereitung

HEFT 469
Dr. sc. agr. F. Riemann und Dipl.-Volksw. R. Hengstenberg, Göttingen
Zur Industrialisierung kleinbäuerlicher Räume
1957, 138 Seiten, 4 Karten, 23 Tab., DM 27,—

HEFT 470
O. Wehrmann
Hitzdrahtmessungen in einer aufgespaltenen Kármánschen Wirbelstraße
1957, 42 Seiten, 14 Abb., 4 Tabellen, DM 10,90

HEFT 471
Prof. Dr. phil. habil. A. Naumann, Dr.-Ing. A. Heyser und Dipl.-Ing. W. Trommsdorf, Aachen
Der Überdruck-Windkanal in Aachen
1957, 44 Seiten, 20 Abb., DM 11,—

HEFT 472
Dipl.-Ing. A. Freitag, Essen-Steele
Verhalten von Katalytstrahlern bei Betrieb mit Luftvormischung zum Gas und der Verbrennung von Luft gegen eine Gasatmosphäre
in Vorbereitung

HEFT 473
Prof. Dr. phil. F. Wever, Dr.-Ing. W. Lueg und Dipl.-Ing. P. Funke jr. Düsseldorf
Versuche an einer hydraulischen 25 t-Stangenziehbank
1957, 34 Seiten, 11 Abb., DM 8,95

HEFT 474
Dr.-Ing. R. Ibing und Dipl.-Ing. G. Meier, Hannover
Eichung und Entwicklung von Staubentnahmesonden
in Vorbereitung

HEFT 475
Prof. Dipl.-Ing. W. Sturtzel, Obering. Helm und Dipl.-Ing. Heuser, Duisburg
Systematische Ruderversuche mit einem Schleppkahn und einem Binnenselbstfahrer vom Typ „Gustav Koenigs"
in Vorbereitung

HEFT 476
Prof. Dipl.-Ing. W. Sturtzel und Dipl.-Ing. Schmidt-Stiebitz, Duisburg
Einfluß der Hinterschiffsform auf das Manövrieren von Schiffen auf flachem Wasser
in Vorbereitung

HEFT 477
Dr. K. Utermann, Dortmund
Freizeitprobleme bei der männlichen Jugend einer Zechengemeinde
1957, 56 Seiten, DM 12,75

HEFT 478
Prof. Dr.-Ing. habil. W. Petersen und Dr.-Ing. S. Wawroschek, Aachen
Brikettierungsversuche zur Erzeugung von Möllerbriketts unter Verwendung von Braunkohle
1957, 102 Seiten, 42 Abb., 6 Tabellen, DM 24,25

HEFT 479
Prof. Dr.-Ing. W. Wegener, Aachen, und Dipl.-Ing. H. Fourné, Bochum
Ursachen des Überschreitens der Toleranzgrenze nach oben oder unten (Meter pro Gramm) an der Strecke
1958, 60 Seiten, 17 Abb., 3 Tabellen, DM 14,60

HEFT 480
Dr.-Ing. K. Brücker-Steinkuhl, Düsseldorf
Anwendung mathematisch-statistischer Verfahren bei der Fabrikationsüberwachung
in Vorbereitung

HEFT 481
Oberbaurat Dr.-Ing. W. Meyer zur Capellen, Aachen
Fünf- und sechspunktige Geradführung in Sonderlagen des ebenen Gelenkvierecks
in Vorbereitung

HEFT 482
Dipl.-Ing. R. Pels-Leusden und Dr. K. Bergmann, Essen
Die Frostbeständigkeit von Ziegeln; Einflüsse der Materialzusammensetzung und des Brandes
in Vorbereitung

HEFT 483
Prof. Dr.-Ing. habil. F. A. F. Schmidt, Aachen
Gemischbildungs-, Selbstzündungs- und Verbrennungsvorgänge als Grundlage für Entwicklungsarbeiten an Gasturbinenbrennkammern
in Vorbereitung

HEFT 484
Prof. Dr. habil. H. E. Schwiete und Dr. G. Schwiete, Aachen
Beitrag zur Struktur des Montmorillonit
in Vorbereitung

HEFT 485
Prof. Dr. phil. E. Jenckel, Aachen, Dr. H. Wilsing, Dormagen, Dr. H. Dörffurt, Wesseling/Bez. Köln und Dipl.-Phys. H. Rinkens, Eschweiler
Kristallisation und Hochpolymeren
in Vorbereitung

HEFT 486
Doz. Dr. med. E. Lerche und Dr. med. J. Schulze, Aachen
Hörermüdung und Adaptation im Tierexperiment
in Vorbereitung

HEFT 487
Prof. Dipl.-Ing. W. Blume, Duisburg
Festigkeitseigenschaften kombinierter Leichtbaustoffe im Hinblick auf die Verkehrstechnik, insbesondere des Flugzeugbaus
in Vorbereitung

HEFT 488
Prof. Dr. habil. H. E. Schwiete und Dipl.-Chem. H. Westmark
Beitrag zur Kennzeichnung der Texturen von Schamottesteinen
in Vorbereitung

HEFT 489
Dipl.-Math. K. H. Müller
Strenge Lösungen der Navier-Stokes-Gleichung für rotationssymmetrische Strömungen
1957, 64 Seiten, 23 Abb., DM 14,85

HEFT 490
Hauptstelle für Staub- und Silikosebekämpfung des Steinkohlenbergbauvereins, Essen-Rüttenscheid
Zur Staub- und Silikosebekämpfung im Steinkohlenbergbau
in Vorbereitung

HEFT 491
Prof. Dr. Fr. Lotze und K. Kötter, Münster
Chloridgehalte des oberen Emsgebietes und ihre Beziehungen zur Hydrogeologie
in Vorbereitung

HEFT 492
Prof.-Dr. phil. J. Meixner und B. Manz, Aachen
Zur Theorie der irreversiblen Prozesse in α-Eisen
in Vorbereitung

HEFT 493
Prof. Dr. phil. habil. A. Naumann und Dipl.-Ing. H. Pfeiffer, Aachen
Versuche an Wirbelstraßen hinter Zylindern bei hohen Geschwindigkeiten
in Vorbereitung

HEFT 494
Dipl.-Ing. W. Rohs und Text.-Ing. Griese, Bielefeld
Entwicklung und Erprobung eines verbesserten elektrischen Kettfadenwächtergeschirrs für die Leinen- und Halbleinenweberei
1957, 56 Seiten, 9 Abb., 11 Tabellen, DM 13,—

HEFT 495
Prof. Dr. phil. E. Asmus und Dr. rer. nat. H.-F. Kurandt, Berlin
Einige analytische Anwendungen der Zincke-Königschen Reaktion
in Vorbereitung

HEFT 496
Dipl.-Chem. P. Vogel, Krefeld
Färberische Eigenschaften von zur Herstellung von Verdickungen in der Stoffdruckerei bestimmten Sorten
1957, 38 Seiten, 3 Abb., 3 Tabellen, DM 9,30

HEFT 497
Oberarzt Dr. med. G. Mußgnug, Bottrop
Die Knochenveränderungen und der Knochenstoffwechsel beim Sudeck-Syndrom
1958, 58 Seiten, 18 Abb., DM 13,85

HEFT 498
Prof. Dr.-Ing. H. Zahn und Dr. rer. nat. W. Gerstner, Aachen
Herstellung säurefester technischer Gewebe
1957, 40 Seiten, 8 Tabellen, DM 9,65

HEFT 499
Priv.-Doz. Dr. J. Juilfs, Krefeld
Die Bestimmung des Wasserrückhaltevermögens (bzw. des Quellwertes) von Fasern
in Vorbereitung

WESTDEUTSCHER VERLAG · KÖLN UND OPLADEN

HEFT 500
Priv.-Doz. Dr. J. Juilfs, Krefeld
Vergleichende Untersuchungen am Schopper-Scheuerprüfgerät
in Vorbereitung

HEFT 501
Dipl.-Ing. W. Rohs und Dr. J. Geurten, Bielefeld
Untersuchungen in der Leinengarnbleiche
in Vorbereitung

HEFT 502
Prof. Dr. M. Diem und Dr. R. Trappenberg, Karlsruhe
Berechnung der Ausbreitung von Staub und Gas
1957, 200 Seiten, mit zahlreichen Diagr., DM 37,30

HEFT 503
Dr. rer. nat. J. Faßbender, Bonn
Untersuchungen über die Eigenschaften von Cadmiumsulfid-Sandwich-Zellen
1957, 36 Seiten, 8 Abb., DM 8,80

HEFT 504
Prof. Dr. phil. F. Wever, Dr. phil. W. Wink und Dr. rer. nat. W. Jellinghaus, Düsseldorf
Versuchsanordnung zur Messung der Suszeptibilität paramagnetischer Stoffe und Meßergebnisse an Nickel-Chrom- und Kobalt-Nickel-Chrom-Werkstoffen
in Vorbereitung

HEFT 505
Prof. Dr.-Ing. F. A. F. Schmidt und Dipl.-Ing. H. Heitland, Aachen
Einfluß des Selbstzündungsverhaltens der Kraftstoffe auf den Verbrennungsablauf, Wirkungsgrad und Druckverlust von Hochleistungsbrennkammern
in Vorbereitung

HEFT 506
Prof. Dr.-Ing. W. Meyer zur Capellen, Aachen
Der Flächeninhalt von Koppelkurven. — Ein Beitrag zu ihrem Formenwandel
in Vorbereitung

HEFT 507
Prof. Dr. H. Kaiser, Dr. G. Bergmann und Dr. G. Gresze, Dortmund
Kartei zur Dokumentation in der Molekülspektroskopie
in Vorbereitung

HEFT 508
Dr. H. Schmidt-Ries, Krefeld
Limnologische Untersuchungen des Rheinstromes I (Hydrobiologische und physiographische Untersuchungen)
in Vorbereitung

HEFT 509
Dr. Schmidt-Ries, Krefeld
Limnologische Untersuchungen des Rheinstromes I (Tabellenwerk)
in Vorbereitung

HEFT 510
Prof. Dr. rer. nat. W. Groth und Dr.-Ing. K. Bayerle, Bonn
Anreicherung der Uranisotope nach dem Gaszentrifugenverfahren
in Vorbereitung

HEFT 511
H. Wahl, G. Kantenwein und W. Schäfer, Essen
Gesteinsbohr-Modellversuche zur Frage des Drehbohrens, Schlagbohrens und Drehschlagbohrens
in Vorbereitung

HEFT 512
Prof. Dr. H. Strassl, Bonn
Azimut-Monogramme für alle Stundenwinkel und Deklinationen im Bereich der geographischen Breiten von —80° bis +80°
in Vorbereitung

HEFT 513
Prof. Dr. W. Schmitz und Dr. rer. F. Schmitt, Mülheim/Ruhr
Die Verwendung des Magnetbandgerätes zur Speicherung des Kurvenverlaufs elektrischer Ströme
in Vorbereitung

HEFT 514
Dr. rer. nat. M.-E. Meffert, Essen
Die Kultur von Scenedesmus obliquus in Abwasser
1957, 46 Seiten, 7 Abb., 7 Tabellen, DM 10,85

HEFT 515
Prof. Dr. habil. H. E. Schwiete und Dr.-Ing. Chr. Hummel, Aachen
Thermochemische Untersuchungen im System SiO_2 und Na_2O—SiO_2
in Vorbereitung

HEFT 516
Prof. Dr.-Ing. H. Müller, Dipl.-Ing. F. Reinke und Dipl.-Ing. W. Sorgenicht, Essen
Gesamtstrahlungsmessungen der Temperaturstrahlung
in Vorbereitung

HEFT 517
Prof. Dr. med. G. Lehmann und Dr. med. J. Meyer-Delius, Dortmund
Gefäßreaktionen der Körperperipherie bei Schalleinwirkung
in Vorbereitung

HEFT 518
Dr.-Ing. H. Scheffler, Dortmund
Funktionelle Zusammenhänge der dynamischen Einflußgrößen beim handgeführten Druckluft-Abbauhammer und ihre Berücksichtigung für die Konstruktion rückstoßarmer Hämmer
in Vorbereitung

HEFT 519
Prof. Dr. phil. F. Wever, Dr. phil. W. Koch und Dr. phil. S. Eckhard, Düsseldorf
Die spektrographische Bestimmung der Spurenelemente in Stahl ohne vorherige Abbrennung
in Vorbereitung

HEFT 520
Prof. Dr.-Ing. H. Opitz, Dipl.-Ing. H. Obrig und Dipl.-Ing. P. Kips, Aachen
Untersuchung neuartiger elektrischer Bearbeitungsverfahren
in Vorbereitung

HEFT 521
Prof. Dr.-Ing. H. Opitz und Dipl.-Ing. K. E. Schwartz, Aachen
Das Abrichten von Schleifscheiben mit Diamanten
in Vorbereitung

HEFT 522
J. Lorentz und K. Brocks
Elektrische Meßverfahren in der Geodäsie
in Vorbereitung

HEFT 523
K. Eberts
Entwicklungen einiger Meßverfahren und einer Frequenz- und amplitudenstabilisierten Meßeinrichtung zur gleichzeitigen Bestimmung der komplexen Dielektrizitäts- und Permeabilitätskonstante von festen und flüssigen Materialien im rechteckigen Hohlleiter und im freien Raum bei Frequenzen von 9200 und 33000 MHz
in Vorbereitung

HEFT 524
Dr. rer. nat. S. Lockau, Emlichheim
Versuche zur Gewinnung von Kartoffeleiweiß
in Vorbereitung

HEFT 525
Prof. Dr. Dr. h.c. H. P. Kaufmann und Dr. F. Wegborst, Münster
Beiträge zur Chemie und Technologie der Fetthärtung I
in Vorbereitung

HEFT 526
Dr. phil. habil. P. Hölemann und Ing. R. Hasselmann, Dortmund
Einfluß der Oberflächenbeschaffenheit der Wandung auf den Ablauf von Azetylenexplosionen
in Vorbereitung

HEFT 527
Dr. rer. nat. K. G. Müller, Hanau/W.
Wärmeübertragung auf eine Flugstaubströmung im senkrechten Rohr sowie auf eine durchströmte Schüttgutschicht
in Vorbereitung

HEFT 528
Dr. P. Ney und Dr. F. Schwarz, Köln
Physikochemische Grundlagen der Bildsamkeit von Kalken unter Einbeziehung des Begriffs der aktiven Oberfläche
Kristallchemische Betrachtung der Bildsamkeit
in Vorbereitung

HEFT 529
Dr. phil. G. Riedel, Dortmund
Messung und Regelung des Klimazustandes durch eine die Erträglichkeit für den Menschen anzeigende Klimasonde
in Vorbereitung

HEFT 530
Prof. Dr. med. O. Graf, Dortmund
Nervöse Belastung im Betrieb — I. Teil: Nachtarbeit und nervöse Belastung

HEFT 531
Prof. Dr.-Ing. habil. K. Krekeler, Dipl.-Ing. H. Verhoeven und Dipl.-Ing. H. Ernenputsch, Aachen
Autogenes Entspannen bei niedrigen Temperaturen
in Vorbereitung

HEFT 532
Prof. Dr.-Ing. habil. K. Krekeler, Dipl.-Ing. H. Verhoeven und Dipl.-Ing. W. Krieweth, Aachen
Schutzgasschweißen mit kontinuierlich abschmelzender Elektrode von niedriglegierten Kohlenstoffstählen (Sigma-Schweißen)
in Vorbereitung

HEFT 533
Prof. Dr.-Ing. H. Opitz und Dipl.-Ing. W. Hölken, Aachen
Untersuchung von Ratterschwingungen an Drehbänken
in Vorbereitung

HEFT 534
Oberbergamtsdirektor H. Sanders, Dortmund
Seismische Forschungsarbeiten im Ostteil des Grubenfeldes König Ludwig
in Vorbereitung

HEFT 535
Dr.-Ing. J. Lennertz, Köln
Einfluß des Ausbaugrades und Benutzungsgrades nachrichtentechnischer Einrichtungen auf die Gesamtwirtschaft
in Vorbereitung

HEFT 536
Dr. rer. nat. C. W. Czernin-Chudenitz, Krefeld
Limnologische Untersuchungen des Rheinstromes. — Quantitative Phytoplanktonuntersuchungen
in Vorbereitung

HEFT 537
Dr.-Ing. N. Gössl, Frankfurt/M.
Probleme der Zugförderung im Zusammenhang mit der Ausnutzung der Atom-Energie
in Vorbereitung

HEFT 538
Prof. Dr. K. Hinsberg, Düsseldorf
Reaktion zur Frühdiagnose von Krebserkrankungen
in Vorbereitung

HEFT 539
Prof. Dr. L. v. Ubisch, Norwegen
Die philogenetischen Symmetrieveränderungen bei den Seeigeln
in Vorbereitung

HEFT 540
Prof. Dr. rer. nat. H. Krebs, Bonn
Die katalytische Aktivierung des Schwefels
in Vorbereitung

HEFT 541
Prof. Dr. O. Schmitz-DuMont, Bonn
Reaktionen in flüssigem Ammoniak zur Gewinnung von 1. Titanylamid, 2. Oxykobalt (III)-amiden, 3. Ammonobasischen Kobalt (III)-benzylaten
in Vorbereitung

HEFT 542
Dr. phil. nat. G. Zapf, Schwelm
Entwicklung eines Verfahrens zur Herstellung von Formteilen aus Sintermessing
in Vorbereitung

HEFT 543
Prof. Dr. phil. habil. H. E. Schwiete, Dr. phil. H. Müller-Hesse und Dipl.-Ing. G. Gelsdorf, Aachen
Einlagerungsversuche an synthetischem Mullit. Teil II
in Vorbereitung

HEFT 544
Prof. Dr. phil. habil. H. E. Schwiete, Dr.-Ing. A. K. Bose und Dr. phil. H. Müller-Hesse, Aachen
Die Schmelzphase in Schamottesteinen. — Teil II
in Vorbereitung

HEFT 545
Prof. Dr. phil. habil. H. E. Schwiete, Dr. rer. nat. G. Ziegler und Dipl.-Ing. Ch. Kliesch, Aachen
Thermochemische Untersuchungen über die Dehydration des Montmorillonits
in Vorbereitung

HEFT 546
Prof. Dr.-Ing. K. Leist und K. Graf, Aachen
Vergleich von Gleichdruck- und Verpuffungsgasturbinen
in Vorbereitung

HEFT 547
Prof. Dr.-Ing. K. Leist, K. Graf und D. Stojek, Aachen
Das betriebliche Verhalten von Gasturbinen-Fahrzeugen
in Vorbereitung

WESTDEUTSCHER VERLAG · KÖLN UND OPLADEN

HEFT 548
Prof. Dr.-Ing. K. Leist und J. Weber, Aachen
Spannungsoptische Untersuchungen von Turbinenscheiben mit angefrästen und eingesetzten Schaufeln
in Vorbereitung

HEFT 549
Dr.-Ing. R. Merten, Duisburg
Resonanzanpassung bei einem Tiefpaß
in Vorbereitung

HEFT 550
Dr. H. Stephan, Bonn
Elektrisches Standhöhenmeßgerät für Flüssigkeiten
in Vorbereitung

HEFT 551
Prof. Dr. phil. W. Weizel und Dipl.-Phys. B. Brandt, Bonn
Betriebsbedingungen einer stromstarken Glimmentladung
in Vorbereitung

HEFT 552
Dr.-Ing. G. Leiber und Dipl.-Ing. D. Schauwinhold, Duisburg-Hamborn
Versuche zur Erzeugung halbberuhigten Stahles
in Vorbereitung

HEFT 553
Prof. Dr. rer. pol. G. Garbotz und Dipl.-Ing. J. Theiner, Aachen
Untersuchungen der Walzverdichtungsvorgänge auf Lößlehm, Kies und Schotter
in Vorbereitung

HEFT 554
Prof. Dr.-Ing. H. Müller, Essen
Untersuchung von Elektrowärmegeräten für Laienbedienung hinsichtlich Sicherheit und Gebrauchsfähigkeit. — Teil II: Temperaturen an und in schmiegsamen Elektrogeräten
in Vorbereitung

HEFT 555
Prof. Dr. med. H. Elbel und Dipl.-Phys. K. Sellier, Bonn
Der Nachweis kleinster CO-Mengen in Körperflüssigkeiten
in Vorbereitung

HEFT 556
Prof. Dr. A. Gütgemann und Dr. med. G. Karcher, Bonn
Klinische und experimentelle Untersuchungen mit Hilfe einer künstlichen Niere
in Vorbereitung

HEFT 557
Dr.-Ing. H. Schiffers, Dipl.-Ing. D. Ammann, Dipl.-Ing. E. Brugger und R. Dicke, Aachen
Härtbarkeit von Gußeisen mit Lamellen- und Kugelgraphit in Abhängigkeit von Zusammensetzung und Gefüge
in Vorbereitung

HEFT 558
Dr. phil. C. A. Roos, Aachen
Menschlich bedingte Fehlleistungen im Betrieb und Möglichkeiten ihrer Verringerung
in Vorbereitung

HEFT 559
Prof. Dr. H. E. Schwiete und Dipl.-Chem. R. Gauglitz, Aachen
Die Verflüssigung von Montmorillonitschlämmen
in Vorbereitung

HEFT 560
Prof. Dr. med. J. Vonkennel und Dr. G. Freitzheim, Köln
Zur Prüfung silikonhaltiger Hautschutzsalben
in Vorbereitung

HEFT 561
Prof. Dipl.-Ing. W. Sturtzel und Dr.-Ing. Schmidt-Stiebitz, Duisburg
Verbesserung des Wirkungsgrades von Düsenpropellern durch zusätzlich angeordnete Mischdüsen
in Vorbereitung

HEFT 562
Prof. Dr.-Ing. H. Schenck, Prof. Dr. phil. habil N. G. Schmahl und Dr.-Ing. G. Funke, Aachen
Die Reduzierbarkeit von Eisenerzen
in Vorbereitung

HEFT 563
Dr. D. v. Oppen, Dortmund
Beiträge zur Soziologie der Gemeinde im Ruhrgebiet. — II. Familien in ihrer Umwelt
in Vorbereitung

HEFT 565
Dr. K. Hahn und Dr. R. Mackensen, Dortmund
Beiträge zur Soziologie der Gemeinde im Ruhrgebiet. — IV. Die kommunale Neuordnung des Ruhrgebietes, dargestellt am Beispiel Dortmunds
in Vorbereitung

HEFT 566
Dr. H. Klages, Dortmund
Der Nachbarschaftsgedanke und die nachbarliche Wirklichkeit in der Großstadt
in Vorbereitung

WESTDEUTSCHER VERLAG · KÖLN UND OPLADEN

If you have any concerns about our products,
you can contact us on
ProductSafety@springernature.com

In case Publisher is established outside the EU,
the EU authorized representative is:
**Springer Nature Customer Service Center GmbH
Europaplatz 3, 69115 Heidelberg, Germany**

Printed by Libri Plureos GmbH
in Hamburg, Germany